Heike Argstatter
Heidelberger Musiktherapiemanual: Chronisch-tonaler Tinnitus

uni-edition

Bibliografische Information der Deutschen Bibliothek
Die Deutsche Bibliothek verzeichnet diese Publikation in der
Deutschen Nationalbibliografie; detaillierte bibliografische Daten sind
im Internet über http://dnb.ddb.de abrufbar.
Autor: Heike Argstatter
Herausgeber: Hans Volker Bolay, Andreas Dulger, Peter K. Plinkert
Heidelberger Musiktherapiemanual: Chronisch-tonaler Tinnitus
Heike Argstatter – Berlin: uni-edition, 2009
ISBN 978-3-937151-90-8

Informationen über den Verlag und das aktuelle Buchangebot finden
Sie im Internet unter www.uni-edition.de

Gedruckt auf holz- und säurefreiem Papier, 100% chlorfrei gebleicht.

© uni-edition GmbH, Berlin
Zehrensdorfer Str. 11, D – 12277 Berlin

Die Verwertung der Texte und Bilder, auch auszugsweise, ist ohne
Zustimmung des Verlags urheberrechtswidrig und strafbar. Dies gilt
auch für Vervielfältigungen, Übersetzungen, Mikroverfilmung und für
die Verarbeitung mit elektronischen Systemen.

Umschlaggestaltung: Christian Geppert
Herstellung: Schaltungsdienst Lange, Berlin
Printed in Germany
ISBN 978-3-937151-90-8

Vorwort der Herausgeber

Wer kennt es nicht – ein kurzfristiges oder auch länger andauerndes Pfeifen, Klingeln oder auch Surren im Kopf? Meistens verstummen diese akustischen Eindrücke von selbst wieder und bekommen keine weitere Beachtung.

Bei immer mehr Menschen bleiben derartige Geräusche aber bestehen und belasten in oft starkem Ausmaß das alltägliche Leben. Im klinisch-diagnostischen Sinne handelt es sich hier um die Krankheit „chronisch-tonaler Tinnitus". Diese Symptomatik hat sich in Deutschland zu einer Volkskrankheit ersten Ranges entwickelt, was u.a. durch einschlägige Zahlen über die jährlichen Neuerkankungen belegt wird wie auch z. B. durch die ausgesprochen aktive Patientenorganisation für Tinnituspatienten, die Deutsche Tinnitus-Liga.

Studien zur Prävalenz (Häufigkeit) von Tinnitus (Pilgramm et al. 1999; Streppel et al. 2006) ergaben, dass etwa 25 % der deutschen Bevölkerung wenigstens einmal in ihrem Leben derartige Ohrengeräusche erleben. In der überwiegenden Mehrzahl der Fälle verschwinden die Ohrgeräusche wieder, bei rund 17 % dauern die Ohrgeräusche jedoch über mehr als sechs Monate an und führen bei etwa 7 % zu Folgestörungen. Insgesamt gibt es in Deutschland derzeit mehr als eine Million potenziell behandlungsbedürftiger Tinnituspatienten, jährlich kommen 250 000 bis 350 000 weitere hinzu.

Trotz zahlreicher Behandlungskonzepte für diese Erkrankung konnte bis heute in den meisten Fällen keine befriedigende Symptomreduzierung oder -kontrolle erreicht werden. Dies gab 2004 den Anlass, eine interdisziplinäre Forschergruppe aufzubauen, um ein neues Therapiemodell gegen Tinnitus zu entwickeln und nach evidenzbasierten Kriterien in der Anwendung zu überprüfen. Der inhaltliche Ausgangspunkt war die Grundannahme, dass Tinnitus wie auch Musik für uns Menschen akustische Wahrnehmungsphänomene sind, d.h. im menschlichen Hirn vermutlich ähnliche oder gar die gleichen Areale aktivieren könnte. Wenn dies so wäre, so die weiterführenden Überlegungen, müsste es eigentlich möglich sein, Tinnitus durch Musiktherapie wirksam zu behandeln.

Dieses Buch stellt nun die Ergebnisse dieser mehrjährigen, interdisziplinären Zusammenarbeit vor und belegt, dass Musiktherapie bei chronisch-tonalem Tinnitus in rund 80% der behandelten Patienten (n=132) eine klinisch signifikante Reduzierung oder Auflösung der belastenden Symptomatik bewirken kann. Dies ist für viele

Betroffene „eine letzte Hoffnung" nach oft jahrelanger Odyssee und dem häufig berichteten Ratschlag. „Es gibt Schlimmeres, denken Sie einfach an was anderes". Dass Tinnitus Patienten in vielen Fällen langfristig arbeitsunfähig macht und in schweren Fällen auch suicidal werden lässt, verdeutlicht die Brisanz dieser Erkrankung.

Das zentrale Merkmal des hier vorgestellten Behandlungskonzeptes ist die interdisziplinäre Vernetzung musiktherapeutischer Interventionen, die sich auch in der Zusammensetzung der Forschergruppe widerspiegelt. Die fachärztliche Diagnostik und Beratung sowie die audiometrischen Untersuchungen wurden von der HNO-Universitätsklinik Heidelberg (Prof. Dr. Plinkert und Prof. Dr. Hoth) übernommen. Die bildgebenden (fMRT) Kontrolluntersuchungen der Patienten übernahm die Klinik für Neuroradiologie der Universität des Saarlandes (Prof. Dr. Reith, Dr. Krick), Die Entwicklung des Therapiekonzeptes sowie die Durchführung der Patientenbehandlung erfolgte an der Fakultät für Musiktherapie der SRH Hochschule Heidelberg (Prof. Dr. Bolay). Die Psychodiagnostik, Kontrolluntersuchungen wie auch das Datenmanagement wurde vom Deutschen Zentrum für Musiktherapieforschung (Viktor Dulger Institut) DZM e.V. (Prof. Dr. Argstatter) übernommen, die im Rahmen dieses Projekts bei Prof. Dr. Plinkert zum „Doktor sc. hum." promovierte.

Nach Abschluss der Wirksamkeitsstudien zu dieser Therapieform wurde diese evidenzbasierte Musiktherapie zügig in die Patientenversorgung übernommen. Gemeinsam initiierten die Heidelberger Professoren Plinkert und Bolay die Gründung einer Tinnitusambulanz am Deutschen Zentrum für Musiktherapieforschung in Heidelberg. Seit Frühjahr 2008 besteht somit für die Regelversorgung von Tinnituspatienten ein qualifiziertes Behandlungsangebot, das inzwischen mit fünf TherapeutInnen eine weltweit anreisende Klientel musiktherapeutisch versorgt.

Nicht vergessen wollen wir an dieser Stelle ein herzliches Dankeschön zu sagen an unsere klinischen KollegInnen aus den beteiligten Institutionen für deren vorbildliche und zuverlässige Mitarbeit sowohl bei der Patientenversorgung wie auch bei den zahlreichen Überprüfungen der Wirksamkeit dieses Therapiekonzeptes.
Ebenso ergeht unser Dank an die Drittmittelgeber, Klaus Tschira Stiftung, Heidelberg, Förderstiftung der SRH Heidelberg und die Landesstiftung Baden-Württemberg.

Heidelberg im Mai 2009

Herausgeber der Buchreihe „Evidenzbasierte Musiktherapie"

Prof. Prof. h.c. Dr. Hans Volker Bolay
Dekan der Fakultät für Musiktherapie
an der SRH Hochschule Heidelberg
Geschäftsführender Vorstand am
Deutsches Zentrum für Musiktherapieforschung
(Viktor Dulger Institut) DZM e.V.

Prof. Dr. Andreas Dulger
Vorsitzender der Geschäftsführung
der ProMinent Dosiertechnik GmbH

Gastmitherausgeber dieses Bandes

Prof. Dr. Dr. h.c. Peter K. Plinkert
Geschäftsführender Direktor der Hals-Nasen-Ohrenklinik
am Universitätsklinikum Heidelberg

INHALT

1 Einleitung 9
   1.1 Definition und Epidemiologie von Tinnitus 9
   1.2 Klassifikation von Tinnitus 10
   1.3 Ätiologie von Tinnitus 13
   1.4 Bildgebende Verfahren zur Erfassung von Tinnitus 17
   1.5 Klinische Behandlungskonzepte bei Tinnitus 22
   1.6 Musiktherapie bei Tinnitus 29
   1.7 Zusammenfassung oder „Warum ist eine weitere Therapie bei chronischem Tinnitus notwendig?" 35

2 Heidelberger Modell der Musiktherapie bei chronisch-tonalem Tinnitus 37
   2.1 Theoretische Grundlagen – psychologische Wirkfaktorentheorie .. 37
   2.2 Wirkfaktoren des Heidelberger Modells (Hillecke & Wilker 2007) 38
   2.3 Aufbau des Heidelberger Modells bei chronisch-tonalem Tinnitus 40

3 Ziele und Hypothesen 63
   3.1 Ziele und Hypothesen von Teilprojekt 1 63
   3.2 Ziele und Hypothesen von Teilprojekt 2 65

4 Methodik der Untersuchung 69
   4.1 Studien – Design 69
   4.2 Probanden 70
   4.3 Interventionsgruppen (unabhängige Variablen) 74
   4.4 Messinstrumente, Ziel- und Kontrollvariablen 77
   4.5 Statistische Auswertung 84

5 Ergebnisse 91
   5.1 Stichprobenbeschreibung 91
   5.2 Ergebnisse zu Hypothesen 1 und 2 – Teilstudie 1: *psychologische Variablen* 98
   5.3 Ergebnisse zu Hypothesen 3 und 4 – Teilstudie 2: *psychologische Variablen* 110

5.4 Ergebnisse zu Hypothese 5: Vergleich der psychologischen
Therapieergebnisse von Teilstudie 1 und Teilstudie 2 118

5.5 Ergebnisse zu Hypothese 6 – Teilstudie 2: *Verhaltensexperiment* 123

5.6 Ergebnisse zu Hypothese 7 – Teilstudie 2: *MRT-Untersuchung*... 125

6 Diskussion **133**

   6.1 Wirksamkeit auf psychologischer Symptomebene
(Hypothesen 1 bis 5) 133

   6.2 Neurowissenschaftliche Überprüfung der Wirksamkeit
(Hypothesen 6 und 7) 136

   6.3 Wirkfaktoren 140

   6.4 Integration der Ergebnisse zu einer möglichen Theorie des
chronischen Tinnitus 144

   6.5 Grenzen der Musiktherapie 145

   6.6 Schlussfolgerungen 146

7 Anhang **149**

   7.1 Musiktherapie-Manual: Elemente des Counsellings 149

   7.2 Soziodemographische Variablen 151

   7.3 Statistische Auswertung des Tinnitus-Fragebogens 152

   7.4 Visuelle Analogskala (VAS) 155

   7.5 Symptom-Check-List (SCL-90-R) 157

   7.6 Hospital Anxiety and Depression Scale (HADS) 159

   7.7 MRT-Untersuchung 161

Literaturverzeichnis **163**

Sachwortregister **175**

1 Einleitung

1.1 Definition und Epidemiologie von Tinnitus

Unter dem Überbegriff „Tinnitus" (von lat. tinnitus aurium = Ohrenklingeln) werden verschiedenste Ohrgeräusche, unabhängig von ihrer Ursache, zusammengefasst. Studien zur Prävalenz (Häufigkeit) von Tinnitus (Pilgramm et al. 1999; Streppel et al. 2006) ergaben, dass etwa 25 % der deutschen Bevölkerung wenigstens einmal in ihrem Leben derartige Ohgeräusche erleben. In der überwiegenden Mehrzahl der Fälle verschwinden die Ohrgeräusche wieder, bei rund 17 % dauern die Ohrgeräusche jedoch über mehr als sechs Monate an und führen bei etwa 7 % zu Folgestörungen. Insgesamt gibt es in Deutschland derzeit mehr als eine Million potenziell behandlungsbedürftiger Tinnituspatienten, jährlich kommen 250 000 bis 350 000 weitere hinzu. Daten aus anderen westlichen Industrienationen (USA: Heller 2003; Großbritannien: Baguley 2002; Italien: Quaranta et al. 1996; Schweden: Johannson & Arlinger 2003; Australien: Sindhusake et al. 2004) kommen auf ähnliche Werte, sodass diese Prävalenzzahlen repräsentativ erscheinen. Insgesamt ist Tinnitus damit eines der am häufigsten auftretenden Symptome im Hals-Nasen-Ohren-Bereich. Bei etwa der Hälfte der chronischen Tinnitus-Patienten kann von einem so genannten „tonalen" Tinnitus ausgegangen werden, das heißt, die Ohrgeräusche haben eine identifizierbare Frequenz (Pilgramm et al. 1999).

Die degenerativen Prozesse, die dazu führen, dass mit zunehmendem Alter das Hörvermögen nachlässt, könnten auch die Ursache für den Anstieg der Prävalenzrate von Tinnitus mit zunehmendem Alter der Betroffenen (König et al. 2006) sein. Studien zur Geschlechtsverteilung ergeben kein einheitliches Bild. In einigen Studien überwiegen Männer (Lockwood et al. 2002), andere Autoren berichten eine höhere Prävalenz bei Frauen (vgl. Übersicht in Davis & El Refaie 2000, S. 6, 12).

1.2 Klassifikation von Tinnitus

Für den klinischen Alltag und die Behandlung von Tinnitus spielt eine Klassifikation der Ohrgeräusche eine wichtige Rolle. Zur Klassifikation existieren verschiedene Möglichkeiten, die eine Einteilung nach verschiedenen Kriterien erlauben (Zusammenfassung siehe Tabelle 1-1).

- *Entstehungsmechanismen*

Die genauen Entstehungsmechanismen von Tinnitus sind sehr heterogen und umstritten. In einigen Fällen handelt es sich bei Tinnitus um körpereigene, akustische Signale, die auch vom Untersucher mit einem Stethoskop oder Mikrophon im Gehörgang des Patienten gehört werden können (sog. *objektiver* Tinnitus). Ursachen hierfür liegen beispielsweise in Störungen der Blutgefäßversorgung wie Durchblutungsstörungen, Stenosen (Gefäßeinengungen) oder Gefäßtumoren (Perry et al. 2002, Plontke 2005). Bei der überwiegenden Mehrzahl der Fälle kann das Tinnitusgeräusch jedoch nicht „von außen" gehört werden, sondern wird nur vom Patienten selbst wahrgenommen (sog. *subjektiver* Tinnitus). Als Ursache für diesen Typ Tinnitus wird eine fehlerhafte Informationsverarbeitung im auditiven System vermutet (Delb et al. 2002a). Eine detaillierte Zusammenfassung möglicher ätiologischer Faktoren des subjektiven Tinnitus findet sich in Kap. 1.3, S. 13.

- *Zeitverlauf*

Der zeitliche Verlauf von Tinnitus wird in *akuten* (Dauer < 3 Monate) und *subakuten* (Dauer 3-6 Monate, in einigen Publikationen auch 12 Monate) und *chronischen* (Dauer > 6 oder 12 Monate) Tinnitus unterteilt (Delb et al. 2002a). Bei akutem Tinnitus ist der Anteil an Spontanremissionen relativ hoch und wird in einem Bereich zwischen 30 % und 70 % vermutet (D'Amelio et al. 2004). Sind bereits zu diesem frühen Zeitpunkt psychische Komorbiditäten zu verzeichnen steigt jedoch die Wahrscheinlichkeit, dass die Ohrgeräusche chronifizieren.

- *Sekundärsymptomatik – Klassifikationen*

Bei chronischem Tinnitus treten häufig zusätzliche psychische, psychosoziale und psychosomatische Beschwerden auf (Schaaf et al. 2003). Eine umfassende Analyse verschiedener subjektiver Messverfahren zur Erhebung der Tinnitusbeeinträchtigung (Sissons 1996) ergab fünf Hauptkategorien der Beeinträchtigung: emotionale Beschwerden, Schlafprobleme, Hörprobleme, Beeinträchtigungen von Arbeit und Freizeitaktivitäten sowie Einflüsse auf die allgemeine Gesundheit.

Anhand der Daten des im deutschsprachigen Raum am weitesten verbreiteten Erhebungsinstruments zur Erfassung von Tinnitus bezogenen Beschwerden, dem *Tinnitus-Fragebogens* (Goebel & Hiller 1998), wurde von Biesinger (1998) eine Einteilung in vier Schweregrade vorgeschlagen, die entsprechende Behandlungsimplikationen beinhalten: Level 1 und 2 (leicht- und mittelgradig) umfassen den so genannten *kompensierten Tinnitus*, die Patienten sind durch ihre Ohrgeräusche in ihrem täglichen Leben nicht nennenswert beeinträchtigt. Therapeutisch sind Beratung, Entspannungs- und Stressbewältigungsübungen ausreichend. Level 3 und 4 (schwer- und schwerstgradig) dagegen beschreiben den so genannten *dekompensierten Tinnitus*. Die Patienten können sich nicht an ihre Ohrgeräusche gewöhnen, was zu schwerwiegenden Beeinträchtigungen im Alltag und deutlichen psychologischen Auffälligkeiten (vor allem Schlafstörungen, Aufmerksamkeitsstörungen, Depressionen, Ängstlichkeit) führt (Delb et al. 2002a). Bei dekompensiertem Tinnitus ist eine ambulante psychologische Therapie indiziert, bei schwerwiegenden Komorbiditäten auch eine komplexe stationäre Therapie.

- *Charakteristika des Tinnitus*

Tinnitus kann in beiden Ohren, aber auch überwiegend oder ausschließlich einseitig, „im Kopf" oder an einer Stelle in der Nähe des Kopfes wahrgenommen werden. Insgesamt scheint ein leichtes Übergewicht von linksseitigem Tinnitus vorzuliegen. Die Klangqualität der Ohrgeräusche variiert sehr stark. Patienten beschreiben sie für gewöhnlich als Klingeln, Brummen, ein dem Grillenzirpen ähnliches Geräusch, als Zischen, Pfeifen oder Summen (Lockwood et al. 2002). Die meisten Betroffenen geben an, ihr Tinnitus habe eine relativ hohe Frequenz und eine „hohe" subjektive Lautstärke (Stouffer & Tyler 1990). Psychoakustische Messverfahren konnten für Tinnitus einen typischen Frequenzbereich von über 3000 Hz ermitteln und somit die subjektive Einschätzung in Bezug auf die Tonhöhe stützen. Zwischen der physikalischen Lautstärke der Ohrgeräusche und der subjektiven Lautheit konnte kein Zusammenhang nachgewiesen werden, da die physikalische Lautstärke nur 10-20 dB über der Hörschwelle liegt (Meikle & Taylor-Walsh 1984).

Tabelle 1-1: Übersicht über verschiedene Klassifikationssysteme von Tinnitus

Kriterium	Einteilung	Beschreibung
Objektivierbarkeit	Objektivierbar („objektiver Tinnitus")	Akustische Quelle im Ohr oder in dessen Nähe, Geräusch durch Untersucher nachweisbar
	Nicht objektivierbar („subjektiver Tinnitus")	Keine akustische Quelle, Fehlverarbeitung des auditorischen Systems
Dauer	Akut	Weniger als drei Monate
	Subakut	Drei bis sechs Monate*
	Chronisch	Länger als sechs Monate*
Sekundäre Symptomatik und Schweregrad nach Biesinger (1998) sowie Goebel & Hiller (1998)	Kompensiert — Schweregrad: leicht gut kompensiert (TF: 0-30)	kein Leidensdruck → Keine Therapie
	Kompensiert — Schweregrad: mittel kompensiert (TF: 31-46)	hauptsächlich in Stille und bei Stressbelastung → Beratung, Entspannungsübungen, Stressbewältigung
	Dekompensiert — Schweregrad: schwer mit Mühe kompensiert (TF: 47-59)	dauernde Beeinträchtigung, Störungen: emotional, kognitiv, physisch → Ambulante Therapie nach psychologischer Diagnostik
	Dekompensiert — Schweregrad: schwerstgradig völlig dekompensiert (TF: 60-84)	gravierende psychische, psychosoziale und/oder psychosomatische Beschwerden → Komplexe stationäre psychosomatische Therapie
Klangqualität	Tonal	Klarer Ton bzw. Schmalbandrauschen mit eindeutiger Hauptfrequenz
	Nicht-tonaler Tinnitus	Rauschen ohne klares tonales Zentrum; Geräusche verschiedener Qualität wie z.B. Rumpeln oder Knacken

*in anderen Einteilungen auch 12 Monate

1.3 Ätiologie von Tinnitus

Trotz der relativ hohen Prävalenzrate von Tinnitus gibt es bis heute über die Entstehungsmechanismen nur relativ wenig gesichertes Wissen. Entsprechend der vermuteten Ätiologie können verschiedene so genannte Ignition-Points (Eggermont 2006), also Zündpunkte oder Auslösepunkte identifiziert werden: Prominent in der Diskussion sind periphere Ursachen (insbesondere Haarzellschädigungen), Veränderungen der aufsteigenden Hörbahn sowie zentrale, neuroplastische Veränderungen der Tonotopie im auditorischen Kortex und verschiedene Kreisläufe zwischen subkortikalen und kortikalen Arealen (z. B. thalamokortikale Feedbackschleife, amygdalo-hippocampale Beteiligungen).

1.3.1 Periphere Ursachen

Da Schwerhörigkeit einer der Hauptprädiktoren für die Entwicklung von chronischem Tinnitus ist (Parnes 1997), standen periphere Ursachen der Tinnitusentstehung von Anfang an im Fokus. Nach Zenner (1998) können verschiedene Typen von Tinnitus nach ihrem Entstehungsort klassifiziert werden:

Auf Ebene des Mittelohrs wurden verschiedene Erkrankungen wie Otosklerose, bakterielle oder virale Infektionen, Tubenfunktionsstörungen oder Myoklonien als Ursache für Tinnitus identifiziert. Diese Störungen bedingen eine veränderte Schallleitung von Mittel- zu Innenohr und verursachen damit den so genannten *Schallleitungstinnitus*.

Auf cochleärer Ebene lassen klinische und experimentelle Befunde auf chemische Auslöser, insbesondere Salizylsäure (Cazals 2000), aber auch andere Medikamente (vgl. Rybak 2005), Schädigungen durch akute Lärmtraumata (Mrena et al. 2002), länger andauernde Lärmexposition (Nicolas-Puel et al. 2006), Altersdegenerationen (insbesondere Presbyakusis) oder mechanische Verletzungen (z. B. Schleudertrauma oder Schädel-Hirn-Trauma, vgl. Folmer & Griest 2003) schließen. Zusammenfassend werden diese Entstehungsmechanismen von Zenner (1998) als *sensorineuraler* Tinnitus bezeichnet.

1.3.2 Zentrale Ursachen und Plastizität

Dass periphere Ursachen nicht als Erklärung für Tinnitus ausreichen, legen verschiedene Befunde nahe:

1) In Deutschland stehen ca. 13,3 Millionen Hörbehinderten über 14 Jahren (Sohn & Jörgenshaus 2001) etwa eine Million Tinnitusbetroffene gegenüber – sehr viele Patienten haben somit eine sensorineurale Schwerhörigkeit aber keinen Tinnitus.
2) In Befragungen geben bis zu 60 % der Personen an, nach Lärmexposition (z. B. Disco) ein gelegentliches „Klingeln" im Ohr zu hören, ohne dass sich daraus ein längerfristiger Tinnitus entwickelt (Ising et al. 1995).
3) Zwischen 64 % (Tucker et al. 2005) und 93 % (Heller & Bergman 1953) hörgesunde Probanden nehmen in schalltoten Räumen Tinnitus wahr, der in normaler Hörumgebung wieder verschwindet.
4) Die psychometrische Lautstärke des Tinnitus korreliert nicht mit der psychologischen Belastung (Meikle & Taylor-Walsh 1984).
5) Die Durchtrennung des VIII. Nervs (Nervus vestibulcochlearis) führt allenfalls in Einzelfällen zu einer Besserung der Symptomatik, in der Regel besteht er weiter fort (Baguley et al. 2002).

Daher rückten in den letzten Jahren zunehmend Modelle der zentralen Verarbeitungs- oder Informationsstörungen in den Fokus.

Kernannahme der zentralisierten Tinnitusentstehung ist, dass mögliche periphere Schädigungen oder verletzungsbedingte Ausfälle durch plastische Veränderungen des zentralen Nervensystems kompensiert werden oder Training und Übung zur Ausformung von gebrauchsbedingten neuronalen Veränderungen führen. Wie die neuronale Plastizität bei Tinnitus ausgelöst wird, ist nicht endgültig geklärt, man kann jedoch zwei Hauptströmungen ausmachen: die so genannte „Bottom-Up" Theorie und die „Top-down" Theorie.

- *Bottom-Up Theorie*

Aus Tierexperimenten ist bereits relativ lange bekannt, dass sich periphere Schädigungen des auditiven Systems in verschiedenen Strukturen der aufsteigenden lemniskalen Hörbahn widerspiegeln. Daher wurde vermutet, dass exzitatorische Prozesse vor allem in Nucleus cochlearis dorsalis (Überblick bei Kaltenbach 2006) und Colliculus inferior (Salvi et al. 2000) kurzfristig zu einer Hyperaktivität im primären auditorischen Kortex führen und so die Wahrnehmung von Geräuschen oder Tönen (Baguley 2002, Eggermont 2006) erzeugen. Mittel- bis langfristig zeigen sich dann neuroplastische Veränderungen. Im auditorischen Kortex von Säugetieren (Übersicht bei Irvine et al. 2001, Walmsley et al. 2006), aber auch bei hörgeschädigten Menschen konnten frequenzspezifische räumliche Veränderungen im Bereich des größten Hörabfalls (Läsionskantenfrequenz) nachgewiesen werden (Dietrich 2003) – so genannte tonotope Reorganisationen. Klinisch lässt sich dies damit belegen, dass die Tinnitusfrequenz häufig im Bereich der „Läsionskante" zu finden ist.

- *Top-Down Theorie*

Aktuelle Untersuchungen legen nahe, dass die Mechanismen der tonotopen Reorganisation im auditorischen Kortex die Entstehung von Tinnitus nicht zufriedenstellend und umfassend erklären können (Weisz et al. 2005). Da schon länger ist bekannt, dass verschiedene Systeme der Hörbahn nicht nur aufsteigende, sondern auch absteigende, so genannte kortikofugale Funktionen haben (vgl. z. B. Suga et al. 2002), wurde auch in Bezug auf Tinnitus zunehmend die Rolle von Netzwerken, in denen auf- und absteigende Bahnen mit extralemniskalen bzw. nicht-auditiven Zentren interagieren, als Schlüssel zur Tinnitusentstehung angenommen („Top-down"-Theorie, vgl. Møller et al. 1992, Shulman & Strashun 1999, Bartels et al. 2007).

Wallhäusser-Franke & Langner (2005) stellten ein Modell vor, wonach für die Entstehung von Tinnitus ein kortikofugales System verantwortlich ist. Eine bestehende kortikale Reorganisation führt über efferente Fasern, vor allem der extralemniskalen Bahn, zu einer weiteren Reorganisation von subkortikalen Arealen (Thalamus, Nucleus cochlearis, limbisches System), die ihrerseits die Plastizität kortikaler Areale anregen. Welche Veränderungen konkret auftreten, hängt vermutlich entscheidend von Aktivitäten im cholinergen System des frontalen Basalhirns, dem limbischen System (insbesondere Amygdala) sowie verschiedenen Gedächtnissystemen (Hippocampus, Thalamus) ab (Wallhäusser-Franke et al. 2005), das heißt, Aufmerksamkeitsprozesse und emotionale Faktoren beeinflussen die neuroplastischen Prozesse.

1.3.3 Somatosensorische Modulation

Relativ viele Tinnituspatienten sind in der Lage, ihre Ohrgeräusche durch gezielte Aktivierungen der kraniofazialen oder kraniozervikalen Muskulatur zu verändern (Sanchez et al. 2002, Levine et al. 2003). Enge Verbindungen zwischen Rückenmark, Hirnnerven (N. Trigeminus, N. Vagus, N. glossopharyngealis) sowie der Hörbahn könnten auch die häufig beschriebene Verschlimmerung des Tinnitus durch kraniomandibuläre Erkrankungen oder Funktionsstörungen im Kiefer-, Hals- und Nackenbereich (Peroz 2003, Reißhauer et al. 2006) erklären.

1.3.4 Modelle der Tinnitusentstehung

Neben den anatomischen oder neurophysiologischen Ursachen für Tinnitus müssen auch Mechanismen, die zur bewussten Tinnituswahrnehmung und Bewertung der Ohrgeräusche führen, unterschieden werden.

- *„Psychologische (Habituations-)Theorie" (Hallam et al. 1984, 1987)*

Die erste international bekannt gewordene Theorie zur Tinnitusentstehung ist die so genannte „psychologische (Habituations-)Theorie" von Hallam (et al. 1984, Hallam 1987). Diese Theorie geht davon aus, dass normalerweise eine rasche Toleranzentwicklung gegenüber gleich bleibenden Reizen besteht. Intensive, aversive oder unvorhersehbar veränderliche Stimuli wie Tinnitus rufen jedoch wiederholt eine Orientierungsreaktion mit der damit einhergehenden emotionalen Bewertung hervor, was zu einer Aufrechterhaltung der Geräuschwahrnehmung führt. Experimentell konnte die Grundannahme, die verringerte Habituation an tinnitusähnliche Geräusche, bestätigt werden (Hartmann 2003; Walpurga et al. 2003).
Eine therapeutische Folgerung von Hallam et al. (1984) ist der Vorschlag, die Patienten während Phasen von ruhigem Tonus (= Entspannung) mit ihrem Ohrgeräusch zu konfrontieren, um dadurch die Habituation zu fördern.

- *„Neurophysiologisches Tinnitusmodell" (Jastreboff et al. 1990)*
Auf Basis tierexperimenteller Untersuchungen entwickelten Jastreboff et al. (1990) in den 90er Jahren ein neurophysiologisches Modell des Tinnitus, das auf der „Bottom Up Theorie" basiert: Demnach kommt es nach einer ursprünglich peripheren Ursache mit nachfolgendem akuten Tinnitus zu systematischen neuronalen Überaktivitäten entlang der aufsteigenden Hörbahn, bis dann in höheren kortikalen Arealen ein subjektives Geräusch wahrgenommen wird. Das neurophysiologische Modell hat bis heute großen klinischen Einfluss, ist allerdings nicht unumstritten, wie Bewertung des Konzepts durch Goebel (1997) als „alter Wein in neuen Schläuchen" zeigt. Zudem widersprechen aktuelle Forschungsergebnisse der Annahme, dass Tinnitus bei der Mehrzahl der Betroffenen auf die Hörbahn beschränkt sei, wie Jastreboff noch in aktuellen Publikationen (Jastreboff & Jastreboff 2006) postuliert – vielmehr wurden Beteiligungen von extralemniskalen Strukturen auch bei kompensiertem Tinnitus nachgewiesen (Mühlau et al. 2006).

1.4 Bildgebende Verfahren zur Erfassung von Tinnitus

Zur Erfassung struktureller, anatomischer (morphologischer) und funktioneller Abläufe bei humanen Tinnituspatienten können in der Regel keine invasiven Eingriffe durchgeführt werden. Daher bieten sich verschiedene bildgebende Verfahren an, durch die in-vivo Stoffwechselaktivitäten und morphologischer Aufbau des Gehirns analysiert werden können. Die wichtigsten bildgebenden Verfahren sind Positronen-Emissions-Tomographie (PET) und Magnetresonanztomographie (MRT).

- *Positronen-Emissions-Tomographie (PET)*
Studien mit PET an Tinnituspatienten sind insgesamt am häufigsten durchgeführt worden. Vorteil von PET-Messungen ist die in-vivo Bestimmung metabolischer Aktivitäten im Gehirn. Mittels so genannter Tracer, das heißt, radioaktiv markierten Trägersubstanzen wie Sauerstoff (^{15}O) oder ^{18}F-Fluor-Desoxyglucose (FDG) können z. B. Stoffwechselvorgänge, zerebraler Blutfluss oder zerebrales Blutvolumen beobachtet werden. Die räumliche Auflösung der PET ist durch physikalische und technische Bedingungen auf 5–10 mm im rekonstruierten Bild beschränkt.

PET-Messungen erlauben zum einen „Resting-State"-Analysen, also die Erfassung metabolischer Aktivitäten ohne zusätzliche Stimulation (Arnold et al. 1996, Wang et al. 2001, Gardner et al. 2002, Langguth et al. 2006, Plewnia et al. 2007). Zum anderen können durch quantitative Vergleiche mit supprimiertem Tinnitus noch genauere qualitative Aussagen zur Lokalisation von Tinnitus bezogenen Aktivitäten gemacht werden. Daher wurden die Untersuchungen überwiegend mit speziellen Subgruppen von Patienten, die ihren Tinnitus willkürlich verändern können (Gaze-Evoked-Tinnitus = Veränderung der Tinnituswahrnehmung durch Blickbewegung (Giraud et al. 1999, Lockwood et al. 2001); Oral-Facial-Tinnitus = Veränderung durch Gesichtsmuskelkontraktion (Lockwood et al. 1998)), durchgeführt. Alternativ wurden verschiedene Möglichkeiten zur Suppression des Tinnitus verwendet: pharmakologisch mittels Lidocain (Mirz 2000a, Andersson 2000), akustisch durch Maskierung mittels Rauschen (Mirz 2000a) oder durch residuale Inhibition bei Patienten mit Cochlea Implantat (Osaki et al. 2005). Zusätzlich erfolgte teilweise die Stimulation der Probanden mit Tönen (Lockwood et al. 1998, Lockwood et al. 2001) oder die Beschallung von hörgesunden Probanden mit tinnitusähnlichen Geräuschen (Mirz 2000b).

- *Magnetresonanztomographie (MRT) / funktionelle Magnetresonanztomographie (fMRT)*

Die Magnetresonanz- oder auch Kernspintomographie trägt ihren Namen aufgrund der Tatsache, dass Elementarteilchen in Atomkernen, wie Protonen oder Neutronen, einen Eigendrehimpuls („Spin") besitzen. Dieser Spin erzeugt ein magnetisches Feld, dessen Stärke, Richtung und vor allem dessen Veränderungen aufgezeichnet werden können. Da jedes Gewebe im menschlichen Körper histologische Besonderheiten und damit auch spezifische magnetische Parameter aufweist, ist eine sehr kontrastreiche Darstellung anatomischer Strukturen möglich. Die MRT wird im Rahmen von Tinnituserkrankungen vor allem in der Diagnostik zum Ausschluss organischer Ursachen (z. B. Tumore oder Durchblutungsstörungen) der Ohrgeräusche eingesetzt.

Die Weiterentwicklung des MRT zur funktionellen MRT (fMRT) erlaubt auch nicht-invasive Untersuchungen des arbeitenden Gehirns. Ausgenutzt wird die Tatsache, dass in aktivierten Hirnarealen ein erhöhter Blutfluss registriert werden kann, der so genannte BOLD-(blood oxygen level dependent) Effekt. Da die hämodynamische Antwort auf neuronale Aktivität zeitlich eng mit dem auslösenden Stimulus gekoppelt und lokal sehr begrenzt erfolgt, kann mit zufrieden stellender Genauigkeit eine örtliche und zeitliche Zuordnung erfolgen.

Ein Problem bei fMRT-Messungen ist es, eine geeignete Vergleichsbedingung zur „normalen Tinnituswahrnehmung" zu finden, da nur relative Unterschiede zwischen verschiedenen Bedingungen (ausgedrückt in unterschiedlichem BOLD-Signal) gemessen werden können. Daher wurden auch hier bislang Probanden mit Tinnitus-„Sonderformen", wie Gaze-Evoked-Tinnitus (Cacace et al. 1996) und Cutaneous-Evoked-Tinnitus = Veränderung des Tinnitus durch Hautberührung (Cacace et al. 1999) oder unilateralem, maskierbaren Tinnitus (Melcher 2000), untersucht. Nur in einer Studie (Smits et al. 2007) wurde an einer größeren Stichprobe nicht-selektierter Tinnituspatienten die Funktionalität der Hörbahn während des Hörens lyrischer Popmusik im Vergleich zu hörgesunden Kontrollen überprüft.

- *Zusammenfassung der bildgebenden Befunde*

In Tabelle 1-2 ist eine Übersicht über die wichtigsten „neuronalen Korrelate" von Tinnitus mit mindestens zwei übereinstimmenden Quellenberichten zusammengefasst. Insgesamt lassen sich entlang der gesamten Hörbahn tinnitus-bedingte Aktivitäten nachweisen, besonders prominent in thalamischen Regionen sowie in den Assoziationsarealen des auditorischen Kortex (BA 42, 22). Große Bedeutung kommt aber auch extra-auditorischen Arealen zu: Ein Anstieg des Metabolismus wurde insbesondere für präfrontale Areale sowie limbische Strukturen nachgewiesen. Tinnitus bezogene Aktivitäten lassen sich somit in kortikalen Strukturen erkennen, die für Aufmerksamkeit / Konzentration und Kurzzeitgedächtnis aber auch für exekutive Funktionen, z. B. die Reduktion der Inhibitionskontrolle zuständig sind. Subkortikale Areale, die dem „limbischen System" zugeordnet sind, steuern die Gedächtniskonsolidierung (Hippokampus), die emotionale Bewertung (Amygdala), die Aufmerksamkeit (Gyrus cinguli anterior) und erfassen allgemein die Interozeption (Insula).

Tabelle 1-2: Überblick über "neuronale Korrelate von Tinnitus" mit mindestens zwei übereinstimmenden Quellenberichten

Areal (BA = Brodmann Areal)	Primäre Funktion im Zusammenhang mit Tinnitus	Quelle
Frontallappen		
Präfrontale Areale BA 8, 9, 10	Aufmerksamkeit / Konzentration, Kurzzeitgedächtnis, Exekutive Funktionen (z. B. Reduktion der Inhibitionskontrolle)	Andersson et al. (2000), Mirz et al. (1999, tinnitusähnliche Geräusche), Mirz et al. (2000), Giraud et al. (1999), Gardner et al. (2002)
Gyrus cinguli anterior (BA 32)	Aufmerksamkeitskontrolle	Cacace et al. (1998), Mirz et al. (2000), Plewnia et al. (2007)
Temporallappen		
Gyrus temporalis superior, Heschl-Querwindung (BA 41)	Primärer auditorischer Kortex: Endpunkt der Hörbahn, Verarbeitung von peripheren akustischen Reizen, tonotope Aufteilung	Mirz et al. (1999, tinnitusähnliche Geräusche), Kovacs et al. (2006), Wang et al. (2001), Mühlnickel et al. (1998), Lockwood et al. (1998), Arnold et al. (1996)
Gyrus temporalis posterior (BA 42)	Sekundärer auditorischer Kortex Interpretation der auditorischen Informationen	Giraud et al. (1999), Kovacs et al. (2006), Wang et al. (2001)
„Wernicke-Areal" (BA 22)	Sensorisches Sprachzentrum, aber auch „Verstehen" akustischer, nicht-linguistischer Signale, z. B. Musik	Mirz et al. (2000), Mirz et al. (1999, tinnitusähnliche Geräusche), Giraud et al. (1999), Plewnia et al. (2007)
Area temporalis (BA 20, 21, 38)	Nicht-linguistische auditorische Signale, „emotionales Gedächtnis"	Giraud et al. (1999), Osaki et al. (2005), Mirz et al. (2000), Mirz et al. (1999, tinnitusähnliche Geräusche)
Parietallappen		
Präkuneus (BA 7)	Verarbeitung von somatosensorischen und visuellen Bewegungsinformationen	Oestreicher et al. (1999), Mirz et al. (2000), Mirz et al. (1999, tinnitusähnliche Geräusche), Giraud et al. (1999)
Gyrus Angularis / Gyrus Supramarginalis (BA 39, 40)	Multimodaler Assoziationskortex, Vernetzung von BA 41 und BA 42 mit höheren sensorischen und motorischen Arealen	Oestreicher et al. (1999), Mirz et al. (1999, tinnitusähnliche Geräusche), Plewnia et al. (2007), Gardner et al. (2000)

Fortsetzung Tabelle 1-2

	"Limbisches System"	
Hippocampus	Gedächtniskonsolidierung	Mirz et al. (1999, tinnitusähnliche Geräusche), Mirz et al. (2000), Lockwood et al. (1999), Lockwood et al. (1998), de Ridder et al. (2006), Shulman & Goldstein (1996), Shulman & Strashun (1995)
Amygdala	Emotionskontrolle, emotionale Bewertung (insbesondere negative Emotionen)	Mirz et al. (2000), De Ridder et al. (2006), Shulman & Goldstein (1996), Shulman & Strashun (1995)
Insula	Interozeption	Oestreicher et al. (1999), Lockwood et al. (1998), Gardner et al. (2002)
	Hörbahn	
Thalamische Areale (Corpus geniculatum mediale, Nucleus reticularis)	"Tor zum Bewusstsein" → Verschaltung und Filterung auditorischer Informationen (thalamokortikal als auch kortiko-thalamisch)	Kovacs et al. (2006), Smits et al. (2007, kontralateral), Mühlau et al. (2006), Lockwood et al. (1998), Lockwood et al. (1999)
Colliculus inferior	„Verschaltungsstation", tonotope Organisation	Levine et al. (1998), Sigalovsky et al. (1999), Kovacs et al. (2006), Melcher et al. (2000)
Olivenkerne	Lokalisation von Schallquellen	Kovacs et al. (2006), Veuillet et al. (1999)
Nuclei cochlearis	Laterale Inhibition, Frequenztrennung	Lockwood et al. (1998), Levine et al. (1999)

Eingeschränkt wird die bisherige Befundlage durch die Notwendigkeit, verschiedene Bedingungen (vor allem mit / ohne Tinnitus) zu vergleichen. Daher wurden bislang überwiegend Extremgruppen mit Sonderformen von Tinnitus untersucht. Ob diese Gruppen für das Gros der Tinnituspatienten repräsentativ sind, muss bezweifelt werden. Weiterhin erfolgte in den meisten Studien keine Kontrolle der Tinnitusbelastung durch psychometrisch validierte Fragebögen. Die Probanden wurden vielmehr nur anhand der subjektiven Aussage „Tinnitus" zu empfinden, in die Studien eingeschlossen.

1.5 Klinische Behandlungskonzepte bei Tinnitus

Tinnitus ist eine multimodale Erkrankung, die bei verschiedenen Patienten unterschiedliche pathophysiologische Formen annimmt (Møller 2006). Bislang wurden verschiedene Therapieansätze verfolgt, die allesamt auf Symptomreduktion und nicht auf ursachenbezogene Heilung zielten.

1.5.1 Medizinisch-physiologische Therapieansätze

- *Medikamentöse Verfahren*

Insbesondere in der Akutphase von Tinnitus, aber auch in vielen Fällen noch im chronifizierten Zustand, wird versucht, Tinnitus durch verschiedene Medikamente, vor allem Rheologika und Kortikoide, aber auch Antidepressiva oder Lokalanästhetika zu behandeln. Bislang konnten jedoch keine überzeugenden Hinweise auf die dauerhafte Wirksamkeit von Medikamenteneinsatz bei chronischem Tinnitus gefunden werden (Dobie 1999, Schilter et al. 2001).

- *Physiotherapie*

Manuelle Therapieverfahren sowie physiotherapeutische oder kieferorthopädische Anwendungen werden häufig mit anderen Verfahren im Rahmen von stationären Behandlungen kombiniert (vgl. Hesse 2008). Isoliert angewandte Physiotherapie ohne begleitende Tinnitus-spezifische Maßnahmen haben nur eine sehr geringe dauerhafte Wirksamkeit (Laurikainen et al., 2000; Hülse und Hölzl, 2000). Allerdings zeigten sich Physiotherapie oder manuelle Therapie insbesondere bei polymorbiden Patienten mit somatischen Begleiterkrankungen als sehr sinnvolle Ergänzung (Lebisch, 2007).

- *Weitere Behandlungsmaßnahmen*

Derzeit existieren sehr viele unterschiedliche Behandlungsansätze, die auf eine Linderung von möglicherweise Tinnitus bedingenden Faktoren abzielen. Insgesamt zeichnet sich die Behandlungssituation durch eine Polypragmasie aus, wobei vielen angebotenen Verfahren die wissenschaftliche Fundierung fehlt (vgl. AWMF-Leitlinie Tinnitus, Lenarz 1998).

Naturheilkundliche Verfahren, wie der Einsatz von Gingko Biloba zur Durchblutungssteigerung, zeigen keinen verlässlichen nachweisbaren therapeutischen Nutzen (Hilton & Stuart 2005).

Hyperbare Sauerstofftherapie (HBO) geht davon aus, dass Tinnitus in Folge einer Sauerstoffunterversorgung im Ohr entsteht. Das Atmen von reinem Sauerstoff in einer Überdruckkammer soll diesen Mangel beheben. Klinische Studien zeigt zwar bei idiopathischem Hörsturz gute Erfolgsraten, HBO ist jedoch bei Tinnitus nicht wirksam (Bennett et al. 2007).

Invasive Verfahren, wie der Versuch, den Tinnitus durch Lokalanästhetika oder Durchtrennung des Hörnervs zu unterdrücken, waren nicht erfolgreich, da es zwar zu einer Hörminderung bzw. zu einem Hörverlust kam, der Tinnitus jedoch bestehen blieb (Wiegand et al. 1996, Andersson et al. 1997).

Bei der Methode der Transkraniellen Magnestimulation wird versucht, neuronale (Über-)Aktivitäten im Bereich des (assoziativen) auditorischen Kortex durch elektromagnetische Impulse zu unterdrücken. Die Überprüfung dieses Verfahrens hat allerdings die experimentelle Phase noch nicht verlassen (Plewnia 2007), daher kann die Wirksamkeit als Therapiemaßnahme derzeit nicht beurteilt werden.

1.5.2 Therapieansätze auf akustischer Basis

Die Tatsache, dass Tinnitus ein auditives Phänomen ist und sich durch akustische Therapieansätze beeinflussen lässt, bildet die Grundlage für verschiedene apparativ-akustische Geräuschtherapien, aber auch für interaktivere Verfahren zur Steigerung der Hördiskriminationsfähigkeit (Flor et al. 2004, Herraiz et al. 2006).

Apparativ-akustische Geräuschtherapien basieren auf der allgemeinen Erfahrung, dass ein Geräusch ein anderes überdecken kann, sodass das Ursprungsgeräusch nicht mehr wahrgenommen wird. Seit den 70er Jahren wurde versucht, den Tinnitus durch externe Geräusche vollständig „auszuschalten", zu maskieren (Vernon 1977, Vernon & Meikle 2000). Die Effektivität wurde häufig nicht mit psychometrisch fundierten Methoden überprüft, sondern daran gemessen, wie viele Patienten die empfohlenen Geräuschgeneratoren, „Masker" genannt, tatsächlich gekauft haben oder in offenen Interviews erfragt, ob der Masker geholfen habe (Henry et al. 2002). Die wenigen kontrollierten Studien mit standardisierten Messinstrumenten ergeben überwiegend geringe Erfolgsquoten (Dobie 1999, Henry et al. 2006).

In einer Weiterentwicklung wurde die Intensität der Rauschgeneratoren zunehmend knapp unterhalb der Wahrnehmungsschwelle des Tinnitus eingestellt. Durch den Einsatz dieser „Noiser" soll eine Habituation an den Tinnitus erreicht werden (Feldmann 1992), da durch den Einsatz von zusätzlichem Rauschen der Kontrast zwischen Stille und Tinnitusgeräusch verringert wird und dadurch die Detektionsschwelle des Tinnitus ansteigt. Die Tragedauer der Geräuschgeneratoren variiert stark, sollte aber über einen Zeitraum von etwa ein bis zwei Jahren täglich mindestens sechs bis acht Stunden betragen.

Liegt zusätzlich zum Tinnitus noch eine Schwerhörigkeit vor, ist die Anpassung eines Hörgeräts oder eines Tinnitus-Instruments (= Kombination aus Hörgerät und Noiser) eine häufig verwendete Alternative (vgl. von Wedel & von Wedel 2000). Eine Studie zum direkten Vergleich von partieller (Hörgerät oder Noiser) vs. vollständiger Maskierung (Masker) konnte eine klare Überlegenheit der partiellen Maskierung belegen, allerdings übertraf die Effektivität von Hörgeräten diejenige der Noiser (Rauschgeneratoren) nochmals deutlich (Hiller & Haerkötter 2005).

Neben den tragbaren Generatoren werden auch verschiedenste externe Geräuschquellen (z. B. Bettstimulation, CDs) von Tinnituspatienten benutzt bzw. kommerziell angeboten (Henry et al. 2004, Handscomb 2006).

In Anlehnung an das Behandlungskonzept für Phantomschmerzpatienten wurde von der Arbeitsgruppe um Flor das computerbasierte „Auditory Discrimination Training" (Flor et al. 2004) entwickelt. Zwölf Patienten trainieren dabei über einen Zeitraum von vier Wochen täglich zwei Stunden mit einem Computerstimulationsprogramm ihre Fähigkeit, computergenerierte Töne, die ihrem individuellen, subjektiven Tinnitusgeräusch ähnlich sind, von ihrem Tinnitus zu diskriminieren. Da hierbei angenommen wird, dass Tinnitus durch eine Reorganisation der Tonotopie im auditorischen Kortex hervorgerufen wird, soll dieses Vorgehen zu einer „Normalisierung" der neuronalen Repräsentation führen. Das Ziel, die Reduktion der subjektive Tinnituswahrnehmung, konnte allerdings nicht erreicht werden.

Einen ähnlichen Weg beschreibt die „Auditory Discrimination Therapy" (Herraiz et al. 2006), die eine Art Weiterentwicklung des Verfahrens von

Flor et al. (2004) darstellt. Insgesamt 14 Patienten mussten zweimal täglich für zehn Minuten über 30 Tage hinweg eine auditive Diskriminationsaufgabe absolvieren. Dazu wurden 400 Stimuli über einen MP3-Player dargeboten, jeder Reiz musste in einem Begleitheft protokolliert werden. Auch bei diesem Verfahren wird kein Bezug auf psychologische Begleitvariablen gelegt. Daher wurde zwar innerhalb der Therapiegruppe eine signifikante Reduktion der Tinnitusbelastung im Tinnitus-Handicap-Inventory erreicht, beim Vergleich mit einer Kontrollgruppe (Warteliste) konnte jedoch keine signifikante Überlegenheit der Therapie nachgewiesen werden. Trotzdem stellen diese Verfahren eine interessante Weiterentwicklung der herkömmlichen passiven Geräuschgeneratoren dar, da die Patienten aktive Höraufgaben bewältigen müssen.

Die Autoren weisen zurecht darauf hin, dass ein Schwachpunkt dieser Therapien die reine Symptomorientierung ist und soziale und emotionale Aspekte des Tinnitus außer Acht gelassen wurden. Da die meisten Patienten mit dekompensiertem Tinnitus auch unter psychosozialem Stress leiden, sollte eine Tinnitusbehandlung umfassender vorgehen und auch diese Komponenten berücksichtigen.

1.5.3 Psychologisch-psychotherapeutische Konzepte

Dem (unrealistischen) Wunsch der Patienten nach Extinktion des Ohrgeräuschs steht das im Gesundheitswesen häufig anzutreffende „negative counselling" („damit müssen Sie leben", „da kann man nichts machen") gegenüber. Im Rahmen einer psychologischen Therapie muss daher zunächst ein nachvollziehbares Krankheits- und Behandlungsmodell etabliert werden, das die passiven Lösungserwartungen der Patienten in aktive, selbstverantwortliche Bewältigungsstrategien (internale Kontrollüberzeugung) überführen kann (Kanfer et al. 2000). Entsprechend den ätiologischen Grundanahmen können verschiedene Hauptströmungen bei der Umsetzung psychologisch-psychotherapeutischer Behandlungsstrategien bei chronischem Tinnitus unterschieden werden:

- *Tinnitus-Retraining-Therapie (TRT) nach Jastreboff (1993, 2006)*

Die am weitesten verbreitete Methode, die so genannte „Tinnitus-Retraining-Therapy" (TRT) baut auf dem neurophysiologischen Modell der

Tinnitusentstehung (Jastreboff et al. 1990) auf. Hauptziel dieser Behandlungsstrategie ist es, die Hörverarbeitung auf der Grundlage neurophysiologischer Erkenntnisse umzustrukturieren. Insbesondere soll der Tinnituston herausgefiltert werden, bevor er das Bewusstsein erreicht und als „Tinnitus" wahrgenommen wird.

Bislang gibt es kein standardisiertes Ablaufprotokoll für die „klassische TRT", sodass von der von der British Tinnitus Association der Begriff „neurophysiologically-based management" als Oberbegriff für die Behandlungsmöglichkeiten vorgeschlagen wurde, die Counselling (das heißt, psychoedukative Beratungsgespräche) und Geräuschstimulation (Noiser) kombinieren (siehe oben). Als Kriterium für einen signifikanten Behandlungserfolg wurden die so genannten „Jastreboff-Kriterien" eingeführt, also die Reduktion der subjektiven Beschwerden in verschiedenen Bereichen („Tinnitusintensität", „Tinnitusbelastung", „Einschränkung der Lebensqualität", „Wiederaufnahme einer wegen der Ohrgeräusche eingestellten Aktivität"). Die Angaben können in Form eines Fragebogens erhoben werden, weitaus häufiger ist jedoch die Befragung der Patienten in Form eines halbstandardisierten Interviews. Die Anwendung dieser „Jastreboff-Kriterien" erbringt Erfolgsquoten im Bereich von 80 % Verbesserung (vgl. Hesse 2001). Die Evaluationsmethoden der „klassischen" TRT wurden mehrfach als mangelhaft kritisiert (vgl. beispielsweise Hesse 2001, Kröner-Herwig et al. 2000, von Wedel & von Wedel 2000), weil die „Jastreboff-Kriterien" nicht scharf genug definiert und zudem suggestiv, unpräzise und schlecht vergleichbar sind.

- *TRT-ADANO (Leitlinie HNO der AWMF, Lenarz 1998)*

In den Leitlinien zur Behandlung des chronischen Tinnitus (Lenarz 1998) ist eine Erweiterung und Modifikation der „klassischen" TRT zur so genannten TRT-ADANO enthalten. Hauptziel der TRT-ADANO ist eine dauerhafte Habituation an die Ohrgeräusche, also ein „Leben-Lernen" mit dem Tinnitus. Durch eine veränderte Wahrnehmung der Ohrgeräusche sollen diese ihren störenden Charakter verlieren. Dazu wird ein kombiniertes medizinisch-psychologisches Vorgehen vorgeschlagen, das ein für alle Patienten verbindliches Grundmodul (audiologische, neurootologische und psychologische Diagnostik sowie ein umfassendes Counselling) mit optionalen, weiterführenden Folgemodulen (Hörgeräte/Noiser oder hörtherapeutische Ansätzen, psychotherapeutische Interventionen) kombiniert. Die Evaluation der TRT-ADANO erfolgt standardmäßig mit validen Messinstrumenten, vor allem mit dem Tinnitus-Fragebogen nach Goebel & Hiller (1998). Untersuchungen an verschiedenen Patientensamples ergaben dabei eine insgesamt hohe Erfolgsquoten von rund 60 – 80 % Verbesserung (vgl. Hesse 2001), die allerdings auf rund 50 % sinken, wenn strengere, klinisch relevante Kriterien als Zielkriterium formuliert werden (Delb et al. 1999).

- *Kognitive Verhaltenstherapie*

Basierend auf den Annahmen von Hallam (et al. 1984, 1987), wonach Tinnitus als eine fehlgeschlagene Habituation angesehen wird, wurde eine Reihe von kognitiv-behavioralen Behandlungsansätzen entwickelt (vgl. Martinez Devesa 2007). Zu diesen Programmen existieren umfangreiche und gut nachvollziehbare Manuale, die eine einheitliche Durchführung der Behandlung gewährleisten können. Zudem ist die wissenschaftliche Überprüfung in umfangreichen Studien, häufig mit Kontrollgruppendesigns und validen Testinstrumenten gesichert.

Ziel dieser Therapien ist die Schaffung von effektiven Habituationsmechanismen, insbesondere durch die Veränderung von dysfunktionalen Kognitionen. Ergänzend werden Stressbewältigungsprogramme und Entspannungsverfahren (wie die Progressive Muskelrelaxation nach Jacobson oder das Biofeedback) angewandt.

Häufig werden die Hauptziele im Rahmen von Tinnitustherapien auch unter den Schlagwörtern „Coping" (Erlernen von Bewältigungsstrategien), „Counselling" (bewältigungsorientierte Krankheitsaufklärung), „Habituation" (Gewöhnung an den Tinniuston) und „Retraining" („Verlernen" des Tinnitustons, das heißt, ihn nicht mehr wahrnehmen) zusammengefasst (z. B. Delb et al. 2002a, von Wedel & von Wedel 2000, Svitak et al. 2001).

- *Bewertung der psychotherapeutischen Ansätze*

In vier Meta-Analysen von Andersson & Lyttkens (1999), Olderog (1999), Schilter et al. (2000) und Jäger & Lamprecht (2002) wurden die veröffentlichten psychologischen Therapiekonzepte bis zum Jahr 1999 zusammengefasst, zusätzlich existiert noch ein Cochrane Review (Martinez Deveso

2007). Insgesamt ergeben sich daraus zufriedenstellende Effektstärken zwischen d' = .58 (Olderog 1999) bis d' = .88 (Schilter et al. 2000). Eine eigene, überblicksartige Analyse der seither veröffentlichten Therapieansätze im ambulanten Setting bestätigt diese Werte (Tabelle 1-3).

Tabelle 1-3: Übersicht über Wirksamkeitsstudien zur psychologischen Tinnitustherapie seit 2000 (eigene Analyse)

Autoren	Typ	Therapieformen	Vergleichsgruppen	Gruppengröße (= n)	d'*
Delb et al. 2002b	CT	TRT-ADANO	keine apparative Versorgung vs. Noiser vs. Hörgerät	79	ohne Hörgerät: 0,57 mit Noiser: 0,66 mit Hörgerät: 0,97
Zachriat & Kröner-Herwig 2004	RCT	TRT vs. KVT	EDU	77	TRT: 0,94 KVT: 1,00 EDU: 0,45
Herraiz et al. 2005	RCT	TRT	---	106	0,43
Henry et al. 2006	RCT	TRT	Masker	123	TRT : 0,80 TM : 0,53
Schmidt et al. 2004	RCT	KVT	EDU	42	KVT: 0,88 EDU: 0,81
Kaldo-Sandström et al. 2004	CT	KVT	---	77	0,54
Zachriat & Kröner-Herwig 2004	RCT	KVT	EDU	77	1,00
Hiller & Haerkötter 2005	RCT	KVT	EDU mit und ohne Noiser	124	KVT mit NG: 0,67 KVT ohne NG: 0,82 TE mit Noiser: 0,89 TE ohne Noiser: 1,1
Rief et al. 2005	RCT	KVT	---	73	2,6
Tinnitus-Retraining-Therapien (TRT) – Mittelwert					**0,62**
Kognitive Verhaltenstherapie (KVT) – Mittelwert					**0,75**

Typ: *RCT* = Randomised Clinical Trial (Randomisierte Klinische Studie), *CT* = Clinical Trial (klinisch Studie ohne Kontrollgruppe)
Therapieformen: *TRT* = Tinnitus-Retraining-Therapie, *KVT* = Kognitive Verhaltenstherapien zur Tinnitusbewältigung, *EDU* = Tinnitus-Edukation (Counselling)
*d' = Effektstärke; **Einteilung der Effektstärken nach Cohen (1988)**:
0.20-0.50: schwacher Effekt, 0.50-0.80: mittlerer Effekt, 0.80-1.10: starker Effekt, >1.10: sehr starker Effekt

Die dabei berücksichtigen Studien mussten die folgenden Mindestkriterien erfüllen:

- Mindestens drei Messzeitpunkten (vor der Therapie = Prä, unmittelbar nach der Therapie = Post, 6 Monate nach der Therapie = Follow-up).
- Zielkriterien wurden mit psychometrisch validen Fragebögen erhoben.
- Zu allen Messzeitpunkten müssen Mittelwerte, Standardabweichungen und Gruppengröße angegeben sein (sonst ist keine zuverlässige Berechnung der Effektstärken möglich).

Unterteilt man die Therapieansätze in TRT und kognitive Verhaltenstherapie, zeigen sich fast identische, mittelhohe Effekstärken für die einzelnen Therapieansätze von d' = .62 für die Tinnitus Retraining Therapie und d' = .75 für die kognitiven Bewältigungstherapien. Welcher Therapieansatz letztlich gewählt wird, hängt bislang vermutlich von organisatorischen und möglicherweise ökonomischen (Zeit-Kosten) Faktoren ab. Dennoch wird die Behandlungssituation, insbesondere in der ambulanten Versorgung weiterhin als unbefriedigend beschrieben und weiterführende Interventionen gefordert (Hesse & Schaaf 2007).

1.6 Musiktherapie bei Tinnitus

Der Einsatz von Musik zu therapeutischen Zwecken hat eine Jahrtausende lange Tradition und ist zugleich doch eine sehr junge Disziplin. Entsprechend der Definition der World Federation of Music Therapy (1996) ist Musiktherapie

"the use of music and/or its musical elements (sound, rhythm, melody and harmony) by a qualified music therapist, with a client or group, in a process designed to facilitate and promote communication, relationships, learning, mobilisation, expression, organisation and other relevant therapeutic objectives in order to meet physical, emotional, mental, social and cognitive needs."

Bis vor kurzer Zeit war Musiktherapie noch geprägt von der individuellen Erfahrung der Therapeuten. Der Schwerpunkt lag auf der einzelfallbezogenen Betreuung von Patienten und nicht auf der wissenschaftlichen Fundierung der Interventionen. Seit etwa 1990 hat sich der Fokus jedoch von Einzelfallstudien hin zu klinisch kontrollierten Studien verlagert, und die Anzahl der Studien ist so stark angestiegen, dass die Wirksamkeit musiktherapeutischer Ansätze mittlerweile sogar auch in Meta-Analysen bestätigt wird (Argstatter et al. 2007c).

Moderne Musiktherapie versteht sich als

EINLEITUNG

"praxisorientierte Wissenschaftsdisziplin, die in enger Wechselwirkung mit verschiedenen Wissenschaftsbereichen steht, insbesondere der Medizin, den Gesellschaftswissenschaften, der Psychologie, der Musikwissenschaft und der Pädagogik" (Bundesarbeitsgemeinschaft Musiktherapie 2003).

Auch für die Bereiche des akuten und chronischen Tinnitus wurden in den letzten Jahren einige musiktherapeutische Konzepte entwickelt. Bislang werden aus dem Spektrum der musiktherapeutischen Möglichkeiten ausschließlich rezeptive Techniken (bewusstes Musikhören) eingesetzt. Häufig kommen Hörübungen bzw. Hörtrainings zum Einsatz, wodurch die Patienten einen neuen Umgang mit auditiven Reizen erlernen und eine bewusste Kontrolle über ihre Aufmerksamkeit erlangen sollen.

Die folgende Aufzählung zeigt eine Übersicht über publizierte musiktherapeutische Ansätze zur Behandlung von Tinnitus.

- *Gronholz (2000): Klangtherapie*

Die Klangtherapie von Gronholz (2002) hat eine Verringerung der Lautstärke und Frequenz (erhoben mit Visuellen Analogskalen) des Tinnitus sowie der Symptombelastung allgemein (ermittelt mit dem Tinnitus-Fragebogen von Goebel & Hiller (1998) als Ziel. Die musiktherapeutische Intervention beruht auf einer Hörberatung, ähnlich einem Tinnitus – Counselling, und einer Musikstimulation per Walkman. Dazu wird der Tinnitus hinsichtlich Klangqualität, Frequenz und Maskierungsschwelle durch ein kommerzielles Gerät (Tinnicur 2000®) bestimmt und klassischer Musik (Violinmusik von Mozart) beigemischt. Die Kassette mit dem Musikstück soll über einen Zeitraum von rund sechs Monaten täglich etwa 60 Minuten gehört werden.

In einer qualitativen Studie mit n = 88 Patienten konnte insgesamt eine deutliche Reduktion der Tinnitussymptomatik im Tinnitus-Fragebogen (Goebel & Hiller 1998) um 7,8 Punkte erreicht werden, was einer Effektstärke von d' = .55 (mittlerer Effekt) entspricht. Zwischen modifizierter und reiner Violinmusik besteht dabei kein Unterschied in der Effektivität. Insgesamt ähnelt die Klangtherapie daher den klassischen neuro-otologischen Therapien, mit dem Unterschied, dass musikalische Reize anstelle eines Geräuschgenerators verwendet werden.

- *Spiegler (2000): Tinnitus-Trance*

Mit „Tinnitus-Trance" bezeichnet Spiegler (2000) seine psychoanalytische Arbeit an aufrechterhaltenden Mechanismen des Tinnitus-Symptoms. Dies geschieht durch spezielle Techniken zur musikalischen Tranceinduktion. „Trance" versteht Spiegler als veränderten Wachbewusstseinszustand, der durch bestimmte Meditationstechniken erreicht werden kann. Musikalisch nutzt Spiegler zur Tranceinduktion die „kleine Klangschale", ein häufig in buddhistischen Zeremonien eingesetztes Instrument mit sehr hoher, tinnitusähnlicher Frequenz. Nach dem Tranceerleben werden die Erfahrungen der Patienten verbal bearbeitet. Ziel ist es, Ursachen für den Tinnitus zu finden und Blockaden aufzuheben, um den Tinnitus positiv zu beeinflussen. Die Wirksamkeit dieser Methode ist durch Fallberichte anekdotisch belegt, eine wissenschaftliche Überprüfung fehlt jedoch völlig.

- *Valentin (2001, 2004): Audio-Kommunikation*

Das Konzept der „Audio-Kommunikation" besteht aus dem Anhören klassischer Musik in der Gruppe und der anschließenden Verbalisierung der Erlebnisse. Die Therapie beginnt mit einer Intensivphase, entweder mit zwei wöchentlichen Kontakte über vier Wochen oder einem wöchentlichen Kontakt über acht Wochen und geht dann in eine vier Monate dauernde Begleitphase mit einer Sitzung pro Woche über. Ziel der Therapie ist die Förderung des Wohlbefindens und eine zunehmende Habituation an die Ohrgeräusche. Die Wirksamkeit dieser Methode ist in Fallbeispielen (Valentin 2001) und einer kleinen quantitativen Studie (n = 14 vollständige Datensätze) (Valentin & Willwoll 2004) dargelegt. Insgesamt konnte eine Verbesserung der Symptomatik im Tinnitus-Fragebogen (Goebel & Hiller 1998) um rund zehn Punkte (Effektstärke d' = .94) erreicht werden. Ob diese positiven Ergebnisse reliabel sind, kann anhand der kleinen, heterogenen Stichprobe derzeit leider nicht beurteilt werden.

- *Cramer (2002): Tinnituszentrierte Musiktherapie (TIM)*

Das Ziel der „Tinnituszentrierten Musiktherapie" (TIM) ist die Gewöhnung an das Ohrgeräusch. Dies wird durch eine Hörberatung, Hörübungen zum bewussten Hören, sensorisch- integrative Musiktherapie und Tiefenentspannung erreicht, wobei die konkrete Anwendung nicht in einem standardisierten Manual beschrieben wird. Da die TIM überwiegend im akuten Stadium angewandt wurde, ist sie Teil eines umfassenderen Behandlungsansatzes, der auch medizinische Versorgung, psychologische Begleitung, Physiotherapie, Stressbewältigungstrainings und psychologische Entspannungsverfahren umfasst. Die Wirksamkeit dieses Konzepts wurde an $n = 124$ Patienten mit akutem und $n = 18$ Patienten mit subakutem/chronischem Tinnitus mit qualitativen Interviewdaten überprüft. Zielvariablen waren subjektive Angaben zur Wirksamkeit sowie ein Tinnitusprofil, für das auf einer neun-stufigen Skala die Tinnitusbeeinträchtigung auf verschiedenen Ebenen (beispielsweise subjektive Lautheit, Belastung, Schlafstörung, Hyperakusis) erfasst wurde. Insgesamt scheint der Ansatz den Patienten adaptive Coping-Strategien vermitteln zu können. Allerdings kann aus den vorliegenden Daten kein direkter Rückschluss auf den Anteil der Musiktherapie an der Wirksamkeit gezogen werden, da sie Teil eines multimodalen Behandlungskonzepts ist. Dass im Akutbereich zudem mit Spontanremissionen zu rechnen ist, erschwert die Bewertung zusätzlich. Mittlerweile ist dieser Ansatz in kommerzieller Form als „Wirksame Selbsthilfe durch Musiktherapie" als Buch mit CD erschienen und scheint für subakute oder chronische Patienten eine Form der Selbsthilfe darzustellen, wie die positiven Kommentare in Internetforen vermuten lassen. Da sich das veröffentlichte Buch erheblich von der Dissertationsschrift unterscheidet, fehlt eine wissenschaftliche Überprüfung des Selbsthilfekonzepts.

- *Kusatz (2003): Auditive Stimulationstherapie AST®*

Die „*Auditive Stimulationstherapie*" (AST®) wird ebenfalls im Rahmen einer integrierten, multi-modalen Gruppentherapie angewendet. Neben 20 Stunden psychologischem Training und acht Stunden Bewegungstherapie umfasst das „Krefelder Konzept" auch zehn Stunden Musiktherapie. Die Therapie soll die Symptombelastung verringern und die Hörkontrolle steigern. Hauptkomponenten der AST sind die Konzepte der „Musical Self Control®" (rezeptive Musik in Kombination mit Psychoedukation und Kinesiologie) sowie ein Musikalisches Wahrnehmungstraining („MW-Training®"). In einer qualitativen Studie mit rund $n = 150$ Probanden (die Zahlen schwanken in den Publikationen je nach Messinstrument und Befragungszeitpunkt) zeigte das integrative Modell eine signifikante Verbesserung aller Subskalen des Tinnitus-Fragebogens (Goebel & Hiller 1998) (Effektstärke d' = 1,2), die auch in einer Follow-up-Erhebung 6 Monate nach Ende der Therapie stabil blieben (Effektstärke d' = 1,2). Die Schlussfolgerung des Autors (Kusatz 2003, et al. 2003), diese Verbesserung sei überwiegend auf die Musiktherapie zurückzuführen, kann anhand der vorliegenden Daten nicht nachvollzogen werden, da ein integratives Konzept nur bedingt Rückschlüsse auf den Wirkungsanteil der Musik am gesamten Behandlungserfolg zulässt. Eine retrospektive Analyse der Bedeutung der einzelnen Therapiebereiche anhand von subjektiven Erfolgseinschätzungen durch die Patienten kann keine kontrollierte Studie mit getrennter Anwendung und Auswertung der verschiedenen Konzepte ersetzen.

- *Zusammenfassende Bewertung musiktherapeutischer Konzepte*

Insgesamt haben die bestehenden musiktherapeutischen Konzepte gemeinsam, dass sie aus der klinischen Arbeit heraus entwickelt wurden. Die Bedeutung der Musiktherapie konnte für den Einzelfall gut dokumentiert werden, darüber hinaus zeichnen sich einige Interventionen (wie musikalisch gestützte Entspannung oder gezielte musikalische Hörübungen) als wirksam ab. Insgesamt weisen diese Arbeiten jedoch erhebliche methodische Mängel auf, da in allen Studien einige oder alle wesentliche Elemente der wissenschaftlichen Effektivitätsprüfung nach aktuellen Standards (vgl. AWMF-Leitlinie Tinnitus, Lenarz 1998) nicht erfüllt wurden: So fehlen Forschungsdesigns mit angemessener Kontrollgruppe (Vergleich mit einem anderen, gesichert wirksamen Therapieverfahren oder mit Placeboverfahren) völlig. Häufig ist unklar welche Patienten ein- und evtl. ausgeschlossen wurden und wie sich die untersuchten Gruppen konkret zusammengesetzt haben. Die Gruppengrößen sind mit n < 50 Probanden relativ klein. Schließlich wurden kontrollierte Erhebungen zur Langzeitwirkung der Therapie über das Behandlungsende hinaus nur von zwei Autoren (Kusatz 2003, Kusatz et al. 2003, Kusatz 2005 und Valentin & Willwoll 2004) erhoben.

Tabelle 1-4: Übersicht über musiktherapeutische Behandlungsansätze bei Tinnitus

Konzept	Titel	Design	Ziel	Intervention	Interventionsdauer	Probanden	Ergebnis	Bemerkungen
Gronholz, 2000	Klangtherapie	Zwei-Gruppen-Design (ohne Kontrolle), Randomisierung	Verringerung der der Symptombelastung (TF)	Hörberatung Musikstimulation per Walkman mit reiner vs. individuell modifizierter (Tinnicur®) Violinmusik	Tragedauer rund 6 Monate 60 Minuten täglich	n=88	TF-Reduktion: 7,8 Punkte d' = .55	kein Unterschied zwischen reiner und modifizierter Musik
Valentin 2001	Audio-Kommunikation	Ein-Gruppen-Design, prä-post-FU	Wohlbefinden, „Bedeutung der Individualität", Verringerung der Symptombelastung (TF)	Klassische Musik, Verbalisierung der Erlebnisse	Intensivphase (8 Kontakte in 4 oder 8 Wochen); Begleitphase: 4 Monate mit einer Sitzung pro Woche	gesamt N=23, prä-FU N=12	TF-Reduktion: 10 Punkte d' = 94 mit Follow-up!	Sehr kleine Stichprobe, keine Kontrollgruppe
Cramer, 2002	TIM (Tinnitus-zentrierte Musiktherapie)	Ein-Gruppen-Desing (akute Patienten), prä-post	Habituation Entspannung	Hörberatung, Hörübungen zum bewussten Hören, sensorisch-integrative Mth, Tiefentspannung	1 h pro Woche, 3-4 Monate, Einzeln- oder in Gruppen, parallele (un)dokumentierte medizinische Betreuung	n=124 akute und n=18 subakut/chronische Patienten	qualitative Interview-Daten berichten über Verbesserung	Teil eines umfassenderen Behandlungsansatzes → kein direkter Rückschluss auf die Wirksamkeit der Musiktherapie, qualitative Daten
Kusatz 2003	Auditive Stimulation Therapy AST®	Ein-Gruppen-Design, prä-post-FU; post-hoc Gruppen-Analyse	Verringerung der Symptombelastung (TF), Hörkontrolle	„Musical Self Control", rezeptive Musik + Psychoedukation + Kinesiologe	Anwendung im Rahmen einer integrierten, multimodalen Gruppen-Therapie (20 h psychologisches Training, 8 h Bewegungstherapie, 10 h Musiktherapie)	Prä-Post N=146, Prä-FU N=106	signifikante Verbesserung aller TF-Subskalen (d'=1,2), Follow-up nach 6 Monaten (d'=1,2), keine absoluten Werte vorhanden!	integratives Konzept → nur bedingt Rückschlüsse auf den Wirkungsanteil der Musik am gesamten Behandlungserfolg, retrospektive Analyse
Argstatter 2005	Heidelberger Modell	Kontrollgruppendesign (Musiktherapie vs. Wartekontrolle)	Verringerung der Symptombelastung (TF), Symptomkontrolle, Integration in den Hörprozess	Manualisierte Tinnitustherapie, aktive und rezeptive Bausteine	12 Wochen mit je einer Einheit Einzeltherapie à 50 Minuten	N=20 (10 Musiktherapie, 10 Wartekontrolle)	prä-post: TF-Reduktion 24 Punkte d=1,73 prä-FU d' = 1,67	Sehr kleine Stichprobe, aktive Musiktherapie

Legende: Prä = vor der Therapie, Post = Nach der Therapie, FU = Follow-up, Nachbefragung nach 6 Monaten; TF = Tinnitus-Fragebogen; N = Stichprobengröße (Anzahl der untersuchten Probanden), VAS = Visuelle Analogskala

1.7 Zusammenfassung oder „Warum ist eine weitere Therapie bei chronischem Tinnitus notwendig?"

Ohrgeräusche stellen für die Betroffenen primär ein Problem der auditiven Wahrnehmung und Aufmerksamkeit dar (Eysel-Gosepath et al. 2004). Die Patienten kommen daher überwiegend mit dem Wunsch in eine Therapie, den Tinnitus möglichst zum Verstummen zu bringen und wieder Vertrauen in ihr Gehör zurück zu gewinnen. In allen gängigen Klassifikationssystemen zur Tinnitusbelastung („Tinnitus Handicap Inventory", Baguley & Norman 2001; „Strukturiertes Tinnitus Interview", Goebel & Hiller 2001; Eingangsinterview der Tinnitus-Retraining-Therapie, Henry et al. 2002; „Tinnitus-Fragebogen", Goebel & Hiller 1998) wird daher auch die „Penetranz" des Tinnitus als ein Hauptkriterium genannt. Psychische und psychosomatische Beschwerden spielen zwar in Genese und Aufrechterhaltung der Tinnitusproblematik eine entscheidende Rolle, werden von den Patienten selbst aber in der Regel nicht als wichtigster „Behandlungsauftrag" definiert.

Eine „moderne" Tinnitusbehandlung sollte also die Bedürfnisse der Patienten berücksichtigen und darauf abgestimmte Interventionen anbieten. Fasst man die bisherigen Erkenntnisse zu Krankheitsverlauf und Behandlungsprinzipien zusammen, überwiegen im Akutbereich medizinische Therapien, die auf organische Störungen „kurativ" ausgerichtet sind. Chronifiziert das Tinnitusleiden, werden die Therapien zunehmend auf die Person ausgerichtet. Durch psychologische Ansätze soll der Tinnitus „gemanagt" werden. Die neu entwickelte und in der vorliegenden Arbeit untersuchte „Musiktherapie bei chronisch-tonalem Tinnitus nach dem Heidelberger Modell" strebt hingegen eine Integration von psychologisch-aktivierenden Strategien zum unmittelbaren Management des Tinnitustons und kurativen, auf die organische Störung (z. B. neurophysiologische Reorganisation) gerichteten Ansätzen an (siehe Abbildung 1-1).

Während medizinische Therapien sowie konventionelle Ansätze mit Geräuschgeneratoren den Patienten in eine passive Rolle versetzen, wird bei chronifiziertem Tinnitus die aktive Beteiligung des Patienten statt der passiven Methoden zunehmend wichtig, allerdings ist die Rolle des Patienten in Bezug auf das Symptom „Tinnitus" auch in psychologischen Therapien häufig noch passiv, da keine aktive Auseinandersetzung mit dem Tinnituston selbst erfolgt, sondern primär „über den Tinnitus" gesprochen wird.

Abbildung 1-1: Krankheitsverlauf und Behandlungsprinzipien bei Tinnitus (nach Greimel & Biesinger 1999, modifiziert und ergänzt)

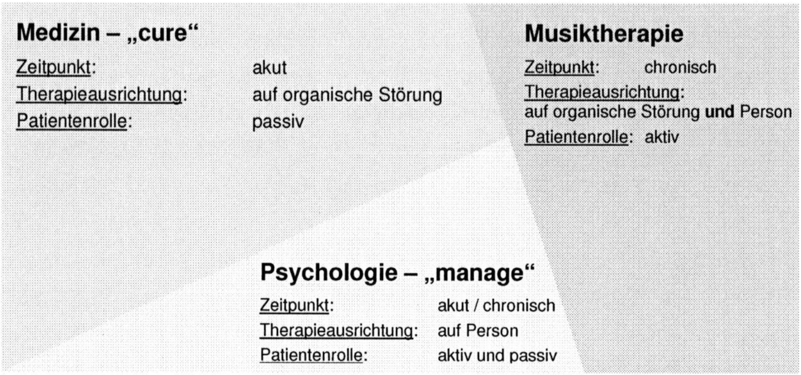

Medizin – „cure"		**Musiktherapie**	
Zeitpunkt:	akut	Zeitpunkt:	chronisch
Therapieausrichtung:	auf organische Störung	Therapieausrichtung:	auf organische Störung **und** Person
Patientenrolle:	passiv	Patientenrolle:	aktiv

Psychologie – „manage"	
Zeitpunkt:	akut / chronisch
Therapieausrichtung:	auf Person
Patientenrolle:	aktiv und passiv

Die existierenden psychologischen Ansätze nehmen für sich in Anspruch, den Patienten in eine aktive Rolle zu bringen. Dies geschieht aber hauptsächlich nur in Bezug auf die Sekundärsymptome der Tinnitusbelastung wie Stresserleben, Schlaf- und Konzentrationsprobleme. Den durch chronischen Tinnitus ausgelösten Kernproblemen – Verlust der Stille, Penetranz des Tinnitustons – wird auch bei psychologischen Therapien mit passiven Behandlungsmöglichkeiten begegnet. Der Einsatz von Maskern, Noisern oder Hörgeräten ist der Einnahme von Medikamenten subjektiv vom Wirkprinzip her sehr ähnlich – der Patient lässt etwas mit sich geschehen und muss nur minimalen Selbsteinsatz zeigen.

Einen etwas aktiveren Zugang in Bezug auf Hörprobleme können Patienten durch spezielle Hörtrainings erreichen. Diese Trainings sind insofern dennoch rezeptiv-passiv ausgerichtet, als die Patienten Geräusche und Klänge anhören, um die durch Tinnitus verfälschten Höreindrücke damit zu überlagern und so zu korrigieren. Die Patienten schulen ihr Gehör und erfahren, dass sie hinhören und auch weghören können – es wird aber auch in diesen Behandlungsformen keine direkte Auseinandersetzung mit dem Tinnituston selbst erreicht.

2 Heidelberger Modell der Musiktherapie bei chronisch-tonalem Tinnitus

2.1 Theoretische Grundlagen – psychologische Wirkfaktorentheorie

Die Wirksamkeit jeder therapeutischen Intervention hängt von so genannten Wirkfaktoren ab. Spezifische und unspezifische Mechanismen tragen dazu bei, dass therapeutische Effekte erzielt werden. Während im (organ-) medizinischen Kontext den spezifischen Faktoren, wie beispielsweise der Pharmakokinetik eines Medikaments oder der Operationstechnik eines Chirurgen, eine entscheidende Rolle zukommt, kann ein derartiger Zusammenhang für psychotherapeutische Behandlungen nicht so eindeutig nachgewiesen werden. Entgegen der Annahme, dass die der Therapie zugrunde liegenden theoretischen Modellannahmen oder die spezifischen eingesetzten Techniken den größten Beitrag zur Therapieeffektivität leisten, kommt den unspezifischen Faktoren („Common Factors") eine wesentlich größere Bedeutung zu.

Die wichtigsten „Common Factors" sind nach Lambert (1992):

- Klientenvariablen (beispielsweise Persönlichkeit, Motivation) und außertherapeutische Veränderungen (beispielsweise nicht kontrollierbare Ereignisse im Leben des Patienten oder Unterstützung durch das soziale Umfeld);
- Beziehungsfaktoren (Qualität der therapeutischen Beziehung zwischen Patient und Therapeut, Übereinstimmung von Patient und Therapeut bezüglich der Ziele der Therapie);
- Erwartungs- und Placeboeffekte;
- Technik- und Modellfaktoren, im Sinn von therapeutischen Ritualen.

Spezifische Wirkfaktoren psychotherapeutischer Interventionen bei chronischem Tinnitus lassen sich grob in vier Bereiche einteilen und mit den Schlagwörtern „Counselling", „Habituation", „Retraining" und „Coping" zusammenfassen:

Counselling: Im Rahmen von intensiven Aufklärungs- und Beratungsgesprächen („Counselling") erhalten die Patienten tinnitusspezifische, adäquate und bewältigungsorientierte Krankheitsinformationen, um im Sinne des Selbstmanagements das Krankheitsverständnis zu fördern und einen selbst verantwortlichen Umgang mit der Störung zu unterstützen (Kanfer et al. 2000).

Habituation: Durch eine veränderte Wahrnehmung sollen die Ohrgeräusche ihren störenden Charakter verlieren. In extremer Form wird dieses Prinzip in der Behandlung mit Noisern/Maskern eingesetzt, da hier der alleinige Wirkfaktor die zunehmende Habituation an den Tinnitus ist. Im Rahmen von psychologischen Tinnitus-Therapien werden häufig auch Strategien zur Steigerung des subjektiven Wohlbefindens (vor allem durch Entspannungstrainings) angewandt, um auf diesem Weg eine Defokussierung von den Ohrgeräuschen und damit eine Gewöhnung an den Tinnitus zu erreichen.

Retraining: Ziel von Retraining-Maßnahmen ist es, die Wahrnehmung des Tinnitus zu "verlernen" und ihn periodisch bzw. dauerhaft zu überhören. Als Wirkfaktor wird überwiegend die kognitive und emotionale Umstrukturierung der Tinnituswahrnehmung und insbesondere die Bearbeitung von Aufmerksamkeitsdefiziten postuliert.

Coping: Als Hauptmechanismen einer gelungenen Krankheitsbewältigung (Coping) werden überwiegend gelungenes Problemmanagement und Stressbewältigung angesehen. Zudem wird versucht, dysfunktionale Kognitionen gegenüber dem Tinnitus zu korrigieren: Statt einer fatalistischen Einstellung gegenüber dem Tinnitus und daraus folgenden negativen Gedankenspiralen soll der Tinnitus in einen neuen Kontext gesetzt und ihm eine "hilfreiche" Bedeutung zugewiesen werden.

2.2 Wirkfaktoren des Heidelberger Modells (Hillecke & Wilker 2007)

Für den Bereich der Musiktherapie wurden von Hillecke & Wilker (2007) insgesamt fünf spezifische Wirkfaktoren aufgestellt. Eine Analyse dieser Wirkfaktoren zeigt, dass sie eine gute Grundlage für die Anwendung von Musiktherapie bei chronisch-tonalem Tinnitus bieten, da zwischen der Genese von Tinnitus und den spezifischen Möglichkeiten der therapeutischen Einflussnahme sehr enge Verbindungen bestehen:

1) Aufmerksamkeitsmodulation – Aufmerksamkeitsfaktor

Musik ermöglicht eine effektive Steuerung der Aufmerksamkeit. Neurophysiologisch spielen hierbei wahrscheinlich die Formatio reticularis, der präfrontale Kortex sowie der Thalamus als „Tor zum Bewusstsein" eine zentrale Rolle – ähnliche Areale also, die bei der Tinnitusgenese postuliert werden. Daher erscheint durch die musikalische Aufmerksamkeitsmodulation auch eine effektive Beeinflussung der Tinnitussymptomatik im Sinne einer auditiven Aufmerksamkeitsattraktion möglich.

2) Emotionsmodulation – Emotionsfaktor

Seit jeher ist bekannt, dass musikalische Stimulation zu emotionalen Reaktionen führen kann. Neuronal wird diese Verbindung über das limbische System, den Gyrus cinguli sowie den rechten Frontallappen vermittelt (Jourdain 1998). Da bei Tinnitus ebenfalls eine starke Beteiligung von limbischen Strukturen angenommen wird, kann eine effektive musikinduzierte Emotionsmodulation auch die affektive Komponente der Tinnituswahrnehmung gezielt positiv beeinflussen.

3) Kognitionsmodulation – Kognitionsfaktor

Auditive Stimuli werden erst im Gehirn, insbesondere in kortikalen Assoziationsarealen durch höhere kognitive Funktionen interpretiert – beispielsweise als Sprachinformation, als Musik, oder aber auch als Tinnituston. Zwischen Tinnituswahrnehmung und allgemeiner musikalischer Informationsverarbeitung bestehen somit enge Verbindungen. Musikalische Reize können daher therapeutisch genutzt werden, um eine Korrektur fehlgeleiteter kognitiver Schemata zu erreichen. Eine weitere gut überprüfte Möglichkeit musikalischer Kognitionsmodulation ist die Aktivierung des episodischen Gedächtnisses. Dies kann im Rahmen von geleiteten Imaginationen genutzt werden, um über Techniken wie dem „erinnerten Wohlbefinden" (Hillecke 2002), Entspannung zu induzieren oder um tinnitusrelevante Situationen therapeutisch zu bearbeiten. Im Besonderen spielen hierbei Aspekte des Gedächtnisses und der Gedächtniskonsolidierung eine Rolle (temporaler Kortex, Hippocampus).

4) Verhaltensmodulation → Behavioraler Faktor (Konditionierung)

Im behavioristischen Sinn kann Musik zur Konditionierung von Verhalten genutzt werden. Eine spezifische Möglichkeit der musikalischen Behand-

lung von Tinnitus besteht darin, den aversiven Reiz „Tinnitus" mit angenehmen musikalischen Reizen zu verbinden und so eine effektive Entkopplung von Tinnitus und physiologischer Erregung oder negativer Bewertung des Tinnitus zu erreichen (vgl. auch Hallam et al. 1984).
Musikalische Stimulation regt die motorische Aktivität an. Die Verbindung von Musik und Tanz oder die rhythmische Erleichterung monotoner Tätigkeiten (beispielsweise Marschieren, Rudern) sind gut bekannt. Therapeutisch können diese Effekte zur Flexibilisierung muskulärer Dysfunktionen (z. B. Verspannungen) und zur Regulation des Körperbewusstseins genutzt werden.

5) Kommunikationsmodulation, interpersoneller Faktor

Aktive Musiktherapie wird als komplexe nonverbale Kommunikation verstanden. Daher können musikalische Interaktionen (beispielsweise aktive Improvisationen), interpersonelles Verhalten und damit Kommunikation geübt werden. Musik erlaubt den nonverbalen Ausdruck von Symptomen oder Problemen, die möglicherweise nicht offen ausgesprochen werden können sowie die Erprobung neuer kommunikativer Interaktionsformen. Auch für Tinnituspatienten kann es hilfreich sein, der Tinnitussymptomatik auf auditiver Ebene zu begegnen und dadurch neue Interaktionsformen im Umgang mit der Symptomatik zu erlernen. In der Musiktherapie bei chronisch-tonalem Tinnitus nach dem Heidelberger Modell spielt dieser Aspekt allerdings eine untergeordnete Rolle.

2.3 Aufbau des Heidelberger Modells bei chronisch-tonalem Tinnitus

Konkret ergibt sich für musiktherapeutische Intervention nach dem *Heidelberger Modell* eine inhaltliche Integration verschiedener (psycho-)therapeutischer Basiskonzepte in fünf Bausteine (Argstatter et al. 2007a, b), die jeweils aus einzelnen Modulen aufgebaut sind und durch spezifische musiktherapeutische Techniken realisiert werden.

- *Baustein 1: Counselling:*

Grundkonzept

Im Rahmen der ersten Sitzung werden den Patienten die Funktionsweise des Gehörs sowie mögliche Entstehungsmechanismen des Tinnitus erläutert.

Grundlage bilden die in Kapitel 1.3 (S. 13) erläuterten empirischen Befunde zur Ätiologie. Wichtigstes Ziel des Counsellings ist es, den Patienten ein schlüssiges Krankheitsmodell anzubieten. Dadurch sollen die Patienten auch für die therapeutischen Interventionen sensibilisiert werden. Weiterhin werden im Rahmen dieses Counselling zum einen auch Faktoren sondiert, die zur Entwicklung, Verstärkung und/oder Aufrechterhaltung des Tinnitus beitragen, es ist zum anderen aber auch wichtig, die vorhandenen Bewältigungsstrategien zu erfassen.
Weiterhin wird der Tinnituston der Patienten identifiziert und musikalisch umgesetzt.

Module:

1. Modul: Neurowissenschaftlich fundiertes Krankheitsmodell (siehe Anhang 7.1 Musiktherapie-Manual: Elemente des Counsellings, S. 149)

Im ersten Teil des Counsellings wird den Patienten sehr ausführlich das dem musiktherapeutischen Konzept zugrunde liegende neurowissenschaftliche Krankheitsmodell vermittelt. Wichtig ist der Abgleich des subjektiven Krankheitskonzepts der Patienten mit dem vorgestellten Modell. Üblicherweise haben die Patienten ein sehr somatisches Krankheitsbild, das mit den in der Musiktherapie intendierten Verfahren zunächst in Einklang gebracht werden muss. Laut den epidemiologischen Daten von Pilgramm (1999) suchen 81 % der Patienten (schul-) medizinische Hilfe und nur 2 % erwarten Hilfestellung von psychologischen Therapien. Deshalb erwarten viele Patienten auch von Musiktherapie einfache, quasi medikamentöse Hilfsmittel oder rein passive „Heilung" durch rezeptive „Beschallung". Das persönliche Engagement bei der Bewältigung von Tinnitus muss häufig erst geweckt werden.

Dazu dient als Grundlage eine graphische Abbildung (vgl. Abbildung 7-1; Folie 1 im Anhang 7.1), die schematisch wichtige Verarbeitungsschritte bei der Tinnitusentstehung und -Aufrechterhaltung aufzeigt. Im Gespräch mit den Patienten werden die individuellen Auslösefaktoren für die Ohrgeräusche exploriert. Das Counselling zielt dann auf die jeweiligen Ätiologie ab und erläutert die Zusammenhänge zwischen audiologischen, somatischen und psychologischen Entstehungsfaktoren.

Neben dieser schematischen Darstellung wird illustrativ auch eine animierte PET-Graphik (Florida Atlantic University 2007) mit Darstellung verschiedener, bei Tinnitus beteiligter neuronaler Zentren präsentiert (vgl. Abbildung 7-2; Folie 2 im Anhang 7.1). Ziel ist es, die Patienten dafür zu sensibilisieren, dass Tinnitus keine Erkrankung primär der Ohren ist, sondern dass Tinnitus durch Reorganisationen verschiedener neuronaler Zentren entsteht und daher ein multimodaler Behandlungsansatz notwendig ist.

Ein wichtiger Teil der Therapie ist das Hörtraining im Rahmen der neuroauditiven Kortexreprogrammierung. Die Bedeutung davon kann durch die Darstellung der neuronalen Reorganisation der Tonotopie im auditorischen Kortex plausibel erklärt werden (Abbildung 7-3; Folie 3 im Anhang 7.1). Abschließend wird noch einmal ein Überblick über die aus den Grundlagen abgeleiteten wesentlichen Behandlungsbausteine gegeben (Abbildung 7-4; Folie 4 im Anhang 7.1).

2. Modul: Tinnitus-Äquivalent

Bevor die eigentliche Behandlung beginnen kann, ist es in der ausführlichen musiktherapeutischen Anamnese die Aufgabe des Therapeuten, gemeinsam mit dem Tinnituspatienten einen Klang zu generieren, der dem Tinnitus möglichst äquivalent ist. Eine musiktherapeutische Behandlung nach dem *Heidelberger Modell* ist derzeit ausschließlich bei tonalem Tinnitus (Sinuston, Schmalbandrauschen mit identifizierbarer Hauptfrequenz) indiziert, da nur diese Töne in ein musikalisches Geschehen integriert werden können.

Bei der Erstellung des Tinnitusäquivalents ist weniger die psychometrisch identische Tonhöhenbestimmung wichtig, als vielmehr die Erzeugung eines für den Patienten subjektiv überzeugenden tinnitusähnlichen Klanges. Die Tinnituspatienten müssen dazu ihren Tinnituston mit vorgespielten Tönen eines Tongenerators (Arbiträr Signalgenerator WG 1240) vergleichen bzw. die Töne des Tongenerators hinsichtlich Lautstärke und Tonhöhe möglichst ähnlich zu ihrem Tinnitus einstellen. Berichtet ein Patient über mehr als einen Ton, wird der aktuell von dem Patienten als penetranter eingestufte Ton musikalisch dargestellt. Ist der Tinnitus nicht sinusoidal sondern ein Schmalbandrauschen, soll die zentrale Hauptfrequenz des Geräuschs am

Generator eingestellt werden. Der Therapeut überträgt diesen Ton (üblicherweise in oktavierter Form) zusätzlich auf das Klavier, um von diesem tonalen Zentrum aus die musikalischen Übungen planen und durchführen zu können. Tinnituspatienten können ihren Tinnituston sehr zuverlässig auf einer, für die westliche Musik üblichen, heptatonischen Tonleiter verorten. Auch bei wiederholten Messungen im Abstand von einer Woche schwanken 95 % der Angaben um maximal einen Ganzton (Ohsaki 1990). Sollte sich der Tinnitus im Lauf der Therapie verändern, werden die Messung am Sinusgenerator und die heptatonische Verortung wiederholt. Das Beharren auf dem eingangs gemessenen Tinnituston wäre therapeutisch kontraproduktiv, da immer mit dem vom Patienten subjektiv empfundenen Tinnitus gearbeitet werden muss.

3. Modul: Erfassung des individuellen Psychogramms (das heißt, Persönlichkeitsfaktoren, psychologische Komorbiditäten)

Im zweiten Teil des Counsellings werden mit den Patienten die Ergebnisse der audiologischen und psychologischen Eingangsuntersuchung besprochen. Besonderer Wert wird hierbei darauf gelegt, die Patienten als Persönlichkeit kennenzulernen und mit den Patienten gemeinsam mögliche Problemfelder zu evaluieren. Standardisiert werden folgende Bereiche angesprochen:

- Audiogramm und Tinnitus bezogene Hörminderung

Mit den Patienten werden die Befunde der HNO-ärztlichen Untersuchung besprochen. Dabei wird besonders auf eine mögliche Tinnitus bezogene Hörminderung eingegangen, um die Patienten auf die nachfolgenden Hör- und Aufmerksamkeitsübungen vorzubereiten. Gleichzeitig ist eine systematische Aufklärung über Hörprozesse und mögliche Schädigungen des Gehörs ein wichtiger therapeutischer Baustein. Ist die Hörminderung zu ausgeprägt (> 30 dB bei mindestens drei Freuenzen > 3000 Hz), wird eine adjuvante Versorgung mit einem Hörgerät angeraten.

- Tinnitusbelastungen laut Tinnitus-Fragebogen (Goebel & Hiller 1998)

Die im Tinnitus-Fragebogen (Goebel & Hiller 1998) erhobenen Problemfelder werden dem Patienten zurückgemeldet und gleichzeitig mit den subjektiven Beschwerden abgeglichen. Auf dieser Basis können die Interventionsschwerpunkte der Musiktherapie festgelegt werden.

- Allgemeine psychologische Probleme und Komorbiditäten

Bei Auffälligkeiten in den psychologischen Eingangsfragebögen (Depressionen, Ängste, psychosomatische Symptome, interpersonelle Probleme), werden diese mit den Patienten besprochen. Diese ausführliche anamnestische Exploration hilft dabei, mögliche psychologische Korrelate der Tinnituserkrankung frühzeitig zu erkennen und im weiteren Therapiegeschehen zu berücksichtigen. Da die Therapie zwar prinzipiell sehr übungsorientiert und verhaltenszentriert ausgerichtet ist, muss derartigen Begleitsymptomen bei Bedarf frühzeitig Raum gegeben werden, um am Symptom Tinnitus selbst arbeiten zu können. Unter Umständen kann das Ergebnis dieser Exploration aber auch sein, dass die tinnituszentrierte Musiktherapie nicht indiziert ist, sondern eine weitergehende diagnostische Abklärung der Symptomatik oder eine psychotherapeutische Behandlung mit anderem Behandlungsschwerpunkt notwendig ist.

- Bisherige Behandlungsansätze zur Bewältigung von Tinnitus

Üblicherweise ist die Musiktherapie nicht der erste Therapieversuch der Tinnituspatienten. Deshalb werden vorangegangene Behandlungsansätze erfragt. Teilweise sind die von den Patienten angewandten Methoden eine gute Basis, um mit den musiktherapeutischen Methoden darauf aufzubauen (beispielsweise der Einsatz von Entspannungsverfahren), teilweise können sie die Akzeptanz des musiktherapeutischen Konzepts aber auch behindern (z. B. Vertrauen auf passive Bewältigungsansätze, die die Eigeninitiative des Patienten reduzieren). Wenn möglich, sollte während der musiktherapeutischen Behandlung auf passive Bewältigungsstrategien, wie den Einsatz von Noisern oder die Hintergrundbeschallung durch Radio oder Fernsehen, verzichtet werden.

- Kranio-zervikale Beschwerden

Da Patienten mit Tinnitus sehr häufig über somatische Beschwerden, insbesondere im Kiefer-, Nacken-, und Schulterbereich berichten, werden diese

Problembereiche standardmäßig exploriert. Die Flexibilität der Rückenmuskulatur kann ggf. durch Überprüfung der Dehnbarkeit und der Triggerpunkt-Innervation kontrolliert werden. Bei gravierenden Auffälligkeiten erfolgt in der Regel die therapiebegleitende Überweisung an eine physiotherapeutische Praxis.

4. Modul: Medikation

Im Vorfeld der Musiktherapie ist abzuklären, ob die Patienten dauerhaft oder akut Medikamente einnehmen. Für die Therapie relevant ist neben Tinnitus bezogenen Arzneien (häufig durchblutungsfördernde Präparate) auch die allgemeine Medikation. Relativ häufig werden Sedativa (auch als Eigenmedikation) zur Behandlung von Schlafstörungen eingenommen. Sofern möglich, sollte diese Begleitmedikation während der Therapiephase ausgesetzt werden. Eine dauerhafte Medikation mit Antidepressiva stellt ein Ausschlusskriterium dar, da hier von einer manifesten Depression ausgegangen und die Intervention nach dem *Heidelberger Modell* nicht Ziel führend angewandt werden kann (vgl. Ein- und Ausschlusskriterien).

Da im Rahmen der Therapie Interventionen angewandt werden, die Herz, Lunge und Kreislauf fordern, ist es für die Therapeuten wichtig, über mögliche Herz-Kreislauf-Beschwerden oder Lungenerkrankungen und die damit verbundene medikamentöse Versorgung informiert zu sein, damit keine unerwünschten Zwischenfälle (z. B. Atemnot, Kopfschmerzen) auftreten. In Zweifelsfällen wird mit den behandelnden Ärzten Rücksprache gehalten.

5. Erläuterung der wichtigsten Bausteine der Therapie

Die Patienten werden kurz über die wichtigsten Interventionen der Therapie aufgeklärt (**Fehler! Verweisquelle konnte nicht gefunden werden.**, Folie 4). Die hauptsächlichen Interventionen können in aktive und rezeptive Behandlungsschwerpunkte eingeteilt werden. An aktiven Übungen werden die Elemente des intensiven Hör- und Aufmerksamkeitstrainings („Resonanzübung", „Neuroauditive Kortex Reprogrammierung") vorgestellt, für den rezeptiven Teil wird das „musiktherapeutische Entspannungstraining" unter Einsatz eines Wohlfühlbildes angekündigt. Wichtig ist hierbei auch der Hinweis auf die mit dem Patienten schon durchgesprochenen individuellen

Problemfelder, da die therapeutischen Schwerpunkte der Tinnitusdesensibilisierung hierauf abgestimmt werden.

Postulierte Wirkfaktoren:
Eine intensive und umfassende Aufklärung über Entstehungsmechanismen von Tinnitus ist Teil aller anerkannten Tinnitus-Therapien. Die Etablierung einer tragfähigen therapeutischen Beziehung zwischen Therapeut und Patient ist als unspezifischer Wirkfaktor entscheidend für die Planung und Durchführung der Therapie und muss in der Anfangsphase schon bei der Vermittlung des Krankheitsmodells hergestellt werden. Ein wichtiger Aspekt zur Förderung der Therapiemotivation und ein spezifischer Wirkfaktor des „Heidelberger Modells" ist die Herstellung eines Tinnitusäquivalents. Diese Intervention kann an sich schon therapeutische Wirkung haben (Hallam et al. 1984), da die Patienten ihre Ohrgeräusche externalisieren und anderen Personen (unter Umständen auch Angehörigen) hörbar machen können. Zudem ermöglicht ein Tinnitusäquivalent eine direkte Auseinandersetzung mit dem Ton im weiteren Therapiegeschehen.

- *Baustein 2: Resonanzübung*

Grundkonzept
Patient und Therapeut spielen mit Mallets (= mit Filz überzogene hölzerne Schlägel) gemeinsam an einem großen Gong und etablieren damit einen Klangteppich. Gleichzeitig intonieren sie gemeinsam den Tinnituston und umkreisen den Ton stimmlich. Dadurch kann eine aktive Maskierung des Tinnitustons erzielt werden. Zudem fördert die Resonanzwirkung die Sensibilisierung im Kopf- und Nackenbereich und löst vorhandene Spannungen.

Module:

1. Modul: Vorbereitung

Bei der Resonanzübung sollte der Patient aufrecht, möglichst locker stehen, die Beine etwa schulterbreit geöffnet parallel zu einander. Ein großer Gong ist so eingestellt, dass seine Mitte in etwa auf Brusthöhe des Patienten hängt, sodass zum einen die maximale Schwingungen des Gongs zu maximaler Resonanz in Kopf- und Brustbereich führen und zum anderen der Gong durch den Patienten bequem bespielt werden kann. Am besten eignen sich für diese Übung so genannte Tamtams. Dabei handelt es sich um einen ostasiatischen Metallgong mit etwa 1,20 m Durchmesser unbestimmter Tonhöhe. Der Patient wird in Haltung und Handhabung der Mallets („Schlägel") eingewiesen – musikalische Vorkenntnisse sind nicht vonnöten.

2. Modul: Klangteppich

Patient und Therapeut spielen gemeinsam mit den Mallets durch ruhige, gleichmäßige Schläge eine Art Trommelwirbel auf dem Gong. Die Intensität des Spiels richtet sich nach dem auditiven Empfinden der Patienten. Patienten mit Presbyakusis werden häufig einen lauteren Anschlag bevorzugen, Patienten mit (leichter) Hyperakusis spielen hingegen vorsichtiger. Insgesamt sollte aber ein deutlich wahrnehmbarer Klangteppich produziert werden. Falls die Patienten diesen aufgrund einer Hyperakusis als unangenehm oder sogar schmerzhaft empfinden, ist die Durchführung der Therapieform nicht möglich (vgl. Ein- und Ausschlusskriterien).

3. Modul - Intonation des Tinnitus

Unter Anleitung des Therapeuten intoniert der Patient seinen individuellen Tinnituston. Dabei ist der tonale Ausgangspunkt die oktavierte Frequenz des Tinnitusäquivalents. Bei Bedarf kann der Tinnituston auch noch einmal extern vom Sinusgenerator eingespielt werden oder der Therapeut unterstützt den Patienten durch Anspielen des oktavierten Tones am Klavier.

4. Modul: Resonanz

Maximale Resonanz, insbesondere im Nasen- und Stirnraum wird durch Intonation des Tinnitustons auf die Silbe „ng" (wie im Wort „Hoffnung") erreicht. Wichtig ist die korrekte Lippen- und Zungenposition, die durch den Therapeuten überprüft und wenn nötig korrigiert wird. Die Intonation sollte druckfrei und locker erfolgen, auf regelmäßige Atmung muss geachtet werden. Die Dauer der Übung beträgt etwa fünf Minuten.

5. Modul: Überprüfung der Resonanzräume

Während der Patient seinen Tinnituston intoniert, kontrolliert der Therapeut die korrekte Ausführung der Resonanzerzeugung. Dazu können die Nasenwurzel, die Stirn- und Nebenhöhlen sowie „Triggerpunkte" am Rücken (M. Trapezius, Levator scapulae, siehe Abbildung 2-1) abgetastet werden.

Abbildung 2-1: Triggerpunkte am Rücken (nach Alvarez et al. 2002)

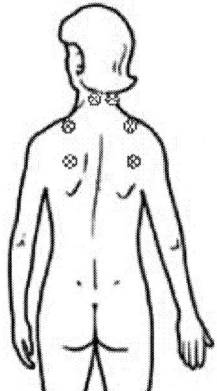

An diesen Stellen ist bei guter Resonanz ein deutliches Vibrieren zu spüren. Diese Triggerpunkte am Rücken wurden auch in anderen Studien als sensibel für Tinnitus erkannt (Reißhauer et al. 2006).

6. Modul: Hausaufgabe „Resonanzübung"

Während der gesamten Dauer der Therapie sollte die „Resonanzübung" mehrmals täglich für etwa 3-5 Minuten als Hausaufgabe durchgeführt werden. Die Patienten werden angeleitet, die Intensität der Resonanz selbst zu erspüren. Im Verlauf der Therapie kann die Frequenz der Übung auf 1-2 Einheiten pro Tag reduziert werden, bis die Übung nach Abschluss der Therapie zunächst noch in dieser Häufigkeit beibehalten wird. Reduziert sich die Tinnitusbelastung durch die Therapie bis zur Symptomfreiheit, kann die Resonanzübung ausgesetzt werden. Sie ist aber eine wichtige Intervention im „Bedarfsfall" bei erneutem Auftreten des Tinnitus.

Häufigste Nebenwirkung der Übung sind Kopfschmerzen, wenn die Übung mit zu starkem Druck, zu lange (mehr als 5 Minuten) oder in zu häufiger Frequenz durchgeführt wird. Eine Korrektur durch den Therapeuten kann dies aber in der Regel beheben.

Postulierte Wirkfaktoren:

Als Wirkmechanismus dieser Intervention wird angenommen, dass zwischen der somatosensorischen und auditiven Reizverarbeitung Querverbindungen bestehen (Levine 2003, Özdoğmuş 2004). Daher kann eine Aktivierung der kraniozervikalen und kraniofazialen Muskulatur durch eine gelungene Resonanzerzeugung und die damit einhergehende Beeinflussung der beteiligten Nervenbahnen, eine korrigierende Stimulation der Hörbahn über den „Umweg" der gemeinsamen „Verschaltungseinheit" des Nucleus Cochlearis erreichen (Baguley 2002). Die selbst gesteuerte Etablierung eines Klangteppichs am Gong ermöglicht den Patienten eine intensive Auseinandersetzung mit ihrem Gehör.

- *Baustein 3: Neuroauditive Kortexprogrammierung (Musikalisches Hörtraining, Aufmerksamkeitstraining,):*

Grundkonzept

Der Patient lernt durch aktive Hör- und Diskriminationsübungen unter Einsatz von standardisierten musikalischen Stimuli, seine Aufmerksamkeit zu steuern. Die musikalischen Stimuli sind dabei so gestaltet, dass sie für die Patienten möglichst unbekannt sind, um zu vermeiden, dass die Patienten aus dem Gedächtnis bekannte Melodien abrufen können und sich nicht vollständig auf die neuartigen Tonfolgen konzentrieren müssen.

Module

1. Modul: Vorbereitung

Aufbauend auf der Resonanzübung kann der Therapeut Stimmlage und Stimmumfang des Patienten abschätzen. Als Einstieg in das Aufmerksamkeitstraining existieren eine Reihe von unbekannten Melodieabschnitten auf CD mit steigendem Schwierigkeitsgrad. Diese standardisierten Musikbeispiele liegen in zwei verschiedenen Stimmlagen vor. Der Therapeut kann entsprechend der Stimmlage des Patienten die geeignete Version auswählen.

In einem Vorgespräch sollten weiterhin stimmliche Vorerfahrungen, beispielsweise Chorsingen, erfasst werden. Bei Patienten ohne Vorerfahrungen kann es notwendig sein, stimmbildnerische Grundübungen vorzuschalten, da sonst die Hals-, Nacken- und Kiefermuskulatur verspannen und es in der

Folge leicht zu Heiserkeit kommen kann. Bei gesangserfahrenen Patienten muss besonderer Wert auf die Auswahl der musikalischen Übungsmelodien gelegt werden, da hier von einem größeren Repertoire an bekannten Tonfolgen (beispielsweise Liedanfänge) ausgegangen werden kann.

2. Modul: Aufmerksamkeitstraining (Intonationsübung mit CD)

Die Patienten werden instruiert, bei der folgenden Übung der Musik genau zu zuhören und sich danach stimmlich möglichst genau zu äußern. Den Patienten wird das erste Beispiel der Tonfolge vorgespielt, die Patienten versuchen, die Melodie möglichst korrekt zu wiederholen. Die Schwierigkeit der Melodie sollte dem Leistungsvermögen der Patienten angepasst werden.

3. Modul: Neuroauditive Kortexprogrammierung (Intonationsübung fehlerhafter Intervalle)

Da Tinnitus üblicherweise mit einer Hörminderung im Bereich der Tinnitusfrequenz einhergeht, treten bei Intervallen im Spektrum der Tinnitusfrequenz (und des oktavierten Tinnitusäquivalents) gehäuft Fehler auf. In diesem Spektrum erfolgt dann ein gezieltes Training fehlerhafter Intervalle. In dieser musiktherapeutischen Übung werden den Patienten am Klavier nach Vorgabe des fehlerhaften Tonspektrums Töne vorgespielt, die unmittelbar nachgesungen werden müssen. Zu Anfang werden nur einzelne Töne gespielt, gefolgt von Intervallen und längeren Tonfolgen, die möglichst variabel und in relativ raschem Tempo vorgegeben werden sollten. Die Auswahl der Tonfolgen sollte möglichst atonal sein.

4. Modul: Schwierigkeitsanpassung

Falls die CD-Beispiele bei wiederholten Versuchen nicht nachgesungen werden können, empfiehlt sich eine Reduktion des Schwierigkeitsgrades durch Erstellung eigener Beispiele am Klavier (je nach Kompetenz: kurze Melodien, Intervalle, einzelne Töne). Falls die Beispiele rasch richtig nachgesungen werden, müssen ähnlich schwierige, atonale Beispiele am Klavier improvisiert werden. Weitere Steigerungen sind die Kopplung des Tempos der Übung mit der Pulsfrequenz und die gezielte Veränderung (vor allem Beschleunigung) des Tempos.

5. Modul: Hausaufgaben

Ergänzend zu den Inhalten der Therapiesitzungen müssen die Übungen von den Patienten auch in Form von Hausaufgaben weitergeübt werden. Um auch eigenständig an der Aufmerksamkeitslenkung arbeiten zu können, erhalten die Patienten als Hausaufgabe, bei selbstgewählter Musik beispielsweise aus dem Radio regelmäßige Nebenstimmen mitzusingen. Das bewusste Zuhören ist bei der schwierigeren Aufgabe, Nebenstimmen herauszuhören, deutlich stärker gefordert, als bei dem Mitsingen von Melodien.

Postulierte Wirkfaktoren:
Diese Übung dient dazu, den Patienten weitere Kontrolle über auditive Prozesse zu vermitteln. Ein gezieltes Training von fehlerhaft gesungenen Intervallen führt zu einer neuronalen Reorganisation der Tonotopie im auditorischen Kortex sowie zu einer (subjektiven) Verbesserung des Hörvermögens. Die Steigerung der Diskriminationsfähigkeit erleichtert den Umgang in alltäglichen Situationen z. B. Richtungshören, Gespräche verfolgen.

- **Baustein 4: Tinnitus-Landkarte**

Grundkonzept
Durch die Identifikation und Bearbeitung von Tinnitus auslösenden Situationen bzw. Tinnitus freien Perioden kann eine gezielte Desensibilisierung vom Tinnitus geübt werden. Ziel ist zudem die Verminderung des Bedrohlichkeitscharakters des Tinnitus sowie eine Erhöhung der internalen Kontrollüberzeugung (aktive Einflussnahme auf den Tinnitus).

Module

1. Modul: Erstellung der Tinnitus-Landkarte

Im ersten Drittel der Therapie müssen die Patienten eine zeitliche *Tinnitus-Landkarte* erstellen. In dieser Landkarte werden Situationen identifiziert, in welchen der Tinnitus lauter, präsenter oder penetranter empfunden wird als sonst, aber auch umgekehrt Situationen, in welchen der Tinnitus leiser, weniger präsent oder weniger penetrant wahrgenommen wird.

Den Patienten werden keine formalen Vorgaben, z. B. in Form eines Vordrucks gegeben, da die kreative Auseinandersetzung mit einer solchen Aufgabe als therapeutisch wirksam angesehen wird.

Die Durchführung der Tinnitus-Landkarte ist für Patienten der Kompakttherapien etwas anders gestaltet, als für Patienten der wöchentlichen Therapien: Bei wöchentlichem Turnus muss für mindestens zwei Tage der Woche (ein Wochentag, ein Tag am Wochenende) die Entwicklung des Tinnitus detailliert dokumentiert werden. Innerhalb der Kompaktwochen müssen die Patienten sowohl einen Tag der Woche als auch „typischerweise" auftretende oder in der nahen Zukunft bevorstehende Situationen berücksichtigen.

Im Unterschied zu standardisierten Tinnitus-Tagebüchern wird sehr stark Wert auf das individuelle Erleben der Patienten gelegt. Häufig wird in Tinnitus-Tagebüchern die Belastung oder Lautstärke des Tinnitus zu fixen Zeitpunkten (z. B. Vormittag – Nachmittag – Abend) in Form von „Visuellen Analogskalen" (VAS) abgefragt. Tinnitus-Tagebücher werden häufig auch über einen längeren Zeitraum geführt, was möglicherweise die Aufmerksamkeit der Tinnituspatienten zusätzlich auf ihre Ohrgeräusche fixiert. Aus diesem Grund ist die Tinnitus-Landkarte ein zeitlich sehr begrenztes Instrument, kann aber natürlich im Einzelfall und bei Bedarf auch längerfristig beibehalten werden. Wichtiger Inhalt ist die Identifikation einzelner Situationen oder Faktoren, in denen der Ton subjektiv belastend oder weniger präsent wahrgenommen wird. Die Patienten sollen für Veränderungen ihrer Wahrnehmung sensibilisiert werden, ohne diese Veränderungen in numerischen Kategorien ausdrücken zu müssen – wie dies in Tagebüchern mit genauer Zahlenangabe der Belastung oder Lautstärke erfolgt!

2. Modul: Auswertung der Tinnitus-Landkarte

Nach der Identifizierung von Tinnitus verstärkenden und abschwächenden Situationen erfolgt eine Hierarchisierung. Diese Aufstellung dient dann als Grundlage für eine gezielte Desensibilisierung im Rahmen des musiktherapeutischen Entspannungstrainings (siehe unten). Dazu werden die vom Patienten genannten Konstellationen während der rezeptiven Wohlbefindensübung imaginiert. Der von außen mittels des Sinusgenerators eingespielte Tinnituston soll mit dem individuellen Wohlfühlbild gezielt kontrolliert werden. Umgekehrt wird eine bewusste Ausweitung der Dauer des Wohlbefindens trainiert und konkrete Übertragungsmöglichkeiten auf den Alltag besprochen.

Postulierte Wirkfaktoren

Durch eine intensive Auseinandersetzung mit dem zeitlichen Verlauf der Tinnitusbelastung erkennen die Patienten Schwankungen und Abhängigkeiten von äußeren oder inneren Faktoren. Im Sinne der Steigerung der Selbstwirksamkeit ist die Erkenntnis, dass es sowohl Tinnitus verstärkende als abschwächende Faktoren gibt, für die weitere therapeutische Bearbeitung dieser Faktoren eine wesentliche Grundlage (Compliance).

- *Baustein 5: Erinnertes Wohlbefinden/musiktherapeutisches Entspannungstraining*

Grundkonzept

Wichtigstes Ziel ist die Entkopplung von Tinnituserleben und psychophysiologischen Erregungsmustern. Das Entspannungstraining kombiniert dabei Methoden der Steuerung des muskulären Willkürmotoneuronensystems durch körperliche Entspannungsinduktion mit der gleichzeitig erfolgenden Modifikation der emotionalen Befindlichkeit.

Module

1. Modul: Vorbereitung

In einem Vorgespräch wird der Stand der Vorerfahrung mit Entspannungsverfahren exploriert. Viele Patienten haben entweder gar keine Vorerfahrung oder haben schon Bekanntschaft mit verschiedenen Techniken (Progressive Muskelentspannung, Autogenes Training, Yoga) gemacht.

2. Modul: Positionierung

Zu Beginn der Therapie wird das musiktherapeutische Entspannungstraining im Liegen durchgeführt. Die Patienten sollen sich während der Entspannung möglichst physiologisch und ergonomisch hinlegen können. Dafür steht eine gepolsterte Liege mit Knie- und Nackenrolle zur Verfügung. Um einer Auskühlung vorzubeugen, kann eine Decke verwendet werden. Die Patienten werden mit einem bequem sitzenden, größenverstellbaren Kopfhörer ausgestattet, der Therapeut kann über ein baugleiches Modell die musikalischen Reize verfolgen, die Lautstärke abgleichen und überprüfen, inwiefern Außengeräusche (z. B. das Tinnitusäquivalent vom Sinusgenerator) wahrnehmbar sind.

3. Modul: Musikauswahl

Die musiktherapeutische Entspannungsinduktion wird in Anlehnung an das musiktherapeutische Entspannungstraining nach Bolay & Selle (1982) durchgeführt. Als musikalischer Reiz wird standardmäßig das Musikstück „Traumphase" von Markus Rummel eingesetzt, ein Musikstück, das den Probanden in der Regel unbekannt ist. „Traumphase" wurde auf Basis von musikpsychologischen Kriterien zur maximalen Förderung physiologischer Entspannung komponiert. Das Musikstück zeichnet sich durch eine einfache Harmonik und ein ruhiges Tempo aus, besitzt aber keine nachvollziehbaren melodischen Phrasen. Im Verlauf des Musikstücks wird zudem das Grundmetrum langsam gesenkt, sodass eine unwillkürliche physiologische Herabregulierung erfolgen kann. In Vorstudien konnte die entspannungsfördernde Wirkung überprüft werden (Argstatter et al. 2006). „Traumphase" hat sich als wirksames und von den Patienten akzeptiertes Musikstück erwiesen. Standardisierte Musik wird zugunsten von improvisierter oder an den individuellen Geschmack angelehnter Musik aus verschiedenen Gründen bevorzugt. Zum einen soll eine größtmögliche Unabhängigkeit der therapeutischen Wirkfaktoren von der Therapeutenpersönlichkeit oder den musikalischen Vorerfahrungen der Patienten erreicht werden. Die Verwendung von „Lieblingsmusik" im therapeutischen Rahmen führt häufig dazu, dass sich die Valenz der Musik verändert und die Patienten diese Musik nach der Therapie „nicht mehr hören können". An bekannte Musiktitel sind zudem in der Regel assoziative Erinnerungen gebunden, die von den neuen, therapeutischen Aufgaben (wie Körpergefühl, Entspannung, mentales Training) ablenken.

4. Modul: Entspannungsinduktion

Die körperliche Entspannung wird zu Beginn der Therapie standardisiert in Anlehnung an das „Musiktherapeutische Entspannungstraining" eingeleitet (vgl. Bolay & Selle 1982). Besonderer Wert wird dabei auf das Körperempfinden der Patienten (beispielsweise Spüren der Unterlage und des Atems) gelegt. Durch die musikalische Unterstützung kann eine effektive Regulation des kardiorespiratorischen Systems erreicht werden (Pulsfrequenz sinkt, Respirationstiefe steigt). Der akustische Hintergrund erleichtert außerdem die Abwendung der Aufmerksamkeit vom Tinnitus.

Falls notwendig können im weiteren Verlauf der Therapie Übungen zur Steigerung der Körpersensibilität eingeführt werden. Hierzu zählen Strategien aus der Progressiven Muskelentspannung oder angeleitete „Körperreisen".

5. Modul: Entwicklung eines Wohlfühlbildes

Im Gegensatz zu gängigen Entspannungstherapien, die mit Phantasiereisen oder vorgegebenen Imaginationen arbeiten, müssen die Patienten im musiktherapeutischen Entspannungstraining selbst ein so genanntes „Wohlfühlbild" generieren. Der Grund dafür liegt darin, dass extern festgelegte Wohlfühlimaginationen für viele Patienten keinen intrinsischen Entspannungscharakter haben – die Vorgabe einer Bergtour oder eines Strandspaziergangs ist für einige Patienten sehr angenehm, für andere mit Ängsten verbunden. Weiterhin stärkt die Entwicklung eines eigenen Wohlfühlbildes wiederum die Selbstwirksamkeit der Patienten und regt ihre Kreativität an.

Im therapeutischen Gespräch werden assoziative Ressourcen des Patienten in Form von Erinnerungen an Wohlbefinden eruiert und den Patienten die Übung detailliert erläutert: So erhalten die Patienten die Aufgabe, während des standardisierten musiktherapeutischen Entspannungstrainings unter Einsatz von rezeptiven musikalischen Elementen ein individuelles „Wohlfühlbild" zu finden. Ein Wohlfühlbild zeichnet sich dadurch aus, dass es sich üblicherweise aus einer konkreten positiven Erinnerung der Patienten entwickelt. Von Vorteil ist es, wenn das Bild möglichst wenig abstrakt oder unpersönlich ist und die Patienten idealerweise selbst als Person in dem Bild erscheinen. Zudem sollte das Bild überdauernd sein. Ungeeignet sind Bilder, die negative Konnotationen haben (z. B. Situation, die auch in der Tinnitus-Landkarte als Tinnitus auslösend oder verstärkend auftaucht), die sehr unruhig bewegt sind (z. B. Autorennen) oder in denen andere Personen stellvertretend eingesetzt werden (z. B. Tochter mir ihrem ersten Freund, worüber sich die Mutter freut).

Beispiele für „geeignete" Wohlfühlbilder sind „Sitzen am Rande eines Bergsees bei Sonnenaufgang", „Liegen auf einer Waldlichtung neben einem plätschernden Bächlein", „Entspanntes Ausruhen nach dem Saunagang", „Beobachten eines Rosenbusches".

Die Patienten sollten sich Wohlfühlbild mit allen Sinnen vorstellen können (Instruktion: „nehmen Sie bewusst wahr, was Sie sehen / hören / riechen / schmecken / fühlen können"). Veränderungen im Wohlfühlbild sind natürliche Vorgänge und als solche durchaus erwünscht (z. B. dass sich das Bild zu einer bewegten Szene ausweitet oder sich Details verändern) – das eigentliche Bild sollte dabei aber immer als Ausgangsreiz verankert bleiben.

Haben Patienten Schwierigkeiten, sich ein Bild vorzustellen oder tauchen verschiedene konkurrierende Bilder auf, erhalten die Patienten die Hausaufgabe, sich auf ein Bild systematisch einzulassen und das Aufrufen dieses Bildes zu trainieren. In der Regel gelingt dies nach wenigen Übungsdurchgängen. In seltenen Fällen ist die Imaginationsfähigkeit eingeschränkt. Dann kann auch auf verbale „Ruheformeln" ähnlich den Autosuggestionen im Autogenen Training zurückgegriffen werden.

6. Modul: Desensibilisierung

Während der Entspannungsphase wird der Tinnituston intermittierend mit dem Sinusgenerator eingespielt, um eine Entkopplung des Tinnitustons von aversiven Assoziationen zu erreichen. Typischerweise nehmen die Patienten den eingespielten Tinnituston nicht wahr, auch wenn die Lautstärke vom Therapeuten so reguliert wird, dass der Ton problemlos durch die Kopfhörer hindurchzuhören sein müsste.

Als psycho-physiologischer Wirkmechanismus wird hier ein subliminales Training der auditiven Filterfunktionen angenommen.

Nach dem initialen, unspezifischen Einspielen des Tones werden zunehmend konkrete Situationen auf Basis der Tinnitus-Landkarte bearbeitet. Dazu imaginiert der Patient unter Anleitung des Therapeuten Tinnitus auslösende Situationen, der Therapeut blendet dazu den Tinnituston vom Sinusgenerator ein. Die Patienten sollen beobachten, welche physiologischen und psychischen Reaktionen diese Imagination mit dem Tinnituston bei ihnen auslöst (üblicherweise typische Stresssymptome wie Anstieg von Puls und Atemfrequenz) und werden dann aufgefordert, die Situation gezielt mit dem Wohlfühlbild zu kontrollieren. Da das Wohlfühlbild mit körperlicher Entspannung gekoppelt ist, gelingt es den Patienten in der Regel, die physiologischen Reaktionen auf den Tinnitus zu regulieren. Zunehmend werden die Patienten angeleitet, den Tinnitus direkt mittels des Wohlfühlbildes auszublenden.

Da in der Regel mehrere Situationen in der Landkarte genannt werden, erfolgt die Bearbeitung entsprechend der individuellen Hierarchisierung durch die Patienten.

7. Modul: Psychophysiologische-Messungen

Zu insgesamt drei Zeitpunkten werden während der Therapie zusätzliche psychophysiologische Messungen durchgeführt. Mit Hilfe eines Biofeedback-Geräts werden während der Tinnitudekonditionierungsphasen die Parameter Elektrodermale Aktivität, Puls, Atemfrequenz und ggf. Muskeltonus erfasst. Im Gegensatz zu einer Biofeedback-Messung wo die Patienten, die Ergebnisse unmittelbar während der Übung als „Feedback", also Rückmeldung erhalten, werden in der Musiktherapie die Ergebnisse mit den Patienten erst nach Abschluss der Intervention besprochen. Dabei können die Messungen unterschiedliche Ziele verfolgen:

- Zu Beginn kann die Ableitung von psychophysiologischen Parametern während der Entspannungsinduktion diagnostischen Nutzen haben. Die Intervention dient dann der Erfassung der Grundlegenden Entspannungsfähigkeit der Patienten und lässt Rückschlüsse auf den Grad des

Zusammenhangs zwischen Tinnitus und psychophysiologischen Parametern zu.

- Im Verlauf der Therapie können die psychophysiologischen Reaktionen während der Intervention zur Tinnitus-Desensibilisierung erfasst und zur Überprüfung der Tinnitusdekonditionierung angewandt werden. Üblicherweise ist die Imaginatio von Tinnitus-Landkarten-Situationen mit deutlichen psychophysiologishen Stressreaktionen verbunden, die sich mit ansteigender Kontrolle über die Tinnituswahrnehmung jedoch nivellieren. Für den Therapeuten liefern die psychophysiologischen Kennwerte konkrete Hinweise auf den Grad der ausgeübten Kontrolle.

- Gegen Ende der Therapie kann überprüft werden, inwiefern die Patienten in der Lage sind, die Tinnitusdekonditionierung eigenständig und ohne externe akustische Unterstützung durchzuführen. Die abschließende Erfassung der „Stress-Parameter" ist auch ein objektives Kriterium des Therapieerfolgs in Bezug auf die Entkopplung von Tinnitus und psychophysiologischen Stressreaktionen.

8. Modul: *Hausaufgaben / Übertragung in den Alltag*

Zu Beginn der Therapiephase gehört zu den Hausaufgaben die Etablierung des Wohlfühlbildes als Ankerreiz für Entspannung. Dazu soll das Wohlfühlbild mehrmals täglich bewusst aufgerufen werden, um die Konditionierung der körperlichen Entspannungsreaktion mit dem Wohlfühlbild zu trainieren. Nach Erstellung der Tinnitus-Landkarte wird der Einsatz des Wohlfühlbilds dann gezielt entsprechend den Situationen der Tinnitus-Landkarte eingeübt.

Gegen Ende der Therapie wird es zunehmend wichtig, mit den Patienten zu trainieren, welche konkrete Möglichkeiten es gibt, das Wohlfühlbildes auch im Alltag umzusetzen und in den Tagesablauf zu integrieren. Ein Hauptproblem bei der Umsetzung ist die dauerhafte Einbettung der Entspannungsreaktion im Alltag. Dazu werden mit den Patienten üblicherweise zwei Strategien erarbeitet:

- Basistraining

Als so genanntes Basistraining sollten die Patienten regelmäßig in angenehmer, stressfreier Umgebung die Anwendung von Wohlfühlbild und

Entspannungsreaktion trainieren. Ziel ist die stabile Etablierung des Wohlfühlbildes als effektive, selbstwirksame Möglichkeit zur Regulierung des individuellen physischen und psychischen Befindens und der mentalen Kontrolle des Tinnitus.

- Anwendungstraining

Neben dem Basistraining ist auch über die Therapiephase hinaus der Einsatz des Wohlfühlbildes in akuten Tinnitus-Situationen notwendig. Die Patienten wurden durch das Training anhand der Tinnitus-Landkarte dafür sensibilisiert, frühzeitig Tinnitus auslösende Faktoren zu identifizieren und können durch die Anwendung des Wohlfühlbildes selbst steuernd eingreifen. In vielen Fällen zeigt sich auch ein äußerst durchgeplanter und straff organisierter Tagesablauf. Mit den Patienten werden Möglichkeiten diskutiert, im Alltag gezielte Pausen einzubauen. Erfahrungsgemäß ist es schwierig, ohne externe Hinweisreize regelmäßige Ruhepausen zu realisieren. Hierbei ist der Einsatz von externen Signalgebern (Erinnerung im elektronischen Terminkalender, Talisman als Gedächtnisstütze) hilfreich, die die Patienten an die Anwendung des Wohlfühlbildes erinnern.

Postulierte Wirkfaktoren:
In der Formatio reticularis werden Impulse aus dem auditorischen und motorischen sowie limbischen System untereinander verknüpft. Durch ein gezieltes musikalisch gestütztes Entspannungstraining kann in dieses System korrigierend eingegriffen werden. Durch bewusste Steuerung des emotionalen Erlebens und durch unbewusste Korrektur der Tinnituswahrnehmung können die fehlgesteuerten „Filterfunktionen" der thalamischen Regionen, aber auch von emotionalen Zentren wieder aufgebaut werden. Auf psychologischer Ebene kann die Wirksamkeit von rezeptiver Musik auch mit lerntheoretischen Wirkfaktoren begründet werden. Dass musikalische Elemente effektiv als konditionierter Stimulus eingesetzt werden können, ist gut belegt (Ruud und Mahns 1992). Da die Anwendung des Wohlfühlbildes mit akustischen Reizen (Entspannungsmusik, Tinnitusäquivalent vom Sinusgenerator) gekoppelt wird, kann die Verbindung Wohlfühlbild – körperliche Entspannung – Reduktion des Tinnitus aus lerntheoretischer Sicht als effektiver Konditionierungsprozess erklärt werden.

- ***Weiterführende Bausteine nach Abschluss der Therapie:***

Nach Abschluss der Therapie sollen für etwa vier Wochen die erlernte „Resonanzübung" täglich circa zwei bis drei Mal bewusst durchgeführt werden. Das Wohlfühlbild sollte als Basistraining täglich in Ruhephasen aufgerufen werden, um die Kopplung von Bild und körperlicher Reaktion aufrecht zu erhalten, daneben sollte das Wohlfühlbild natürlich in aktuen Belastungssituationen zum Einsatz kommen.

Nach etwa vier Wochen wird die Anwendung der Resonanzübung weiter beibehalten, solange der Tinnitus noch besteht. Wenn keine Belastung mehr durch den Tinnitus existiert, kann die Übung ausgesetzt werden, bei Auftreten eines Rezidivs kann sie aber wieder akut „reaktiviert" und eingesetzt werden. Die Anwendung des Wohlfühlbildes sollte regelmäßiger Bestandteil des Alltags werden, um eine aktive Stressprävention zu betreiben.

Die Übungen zur Neuroauditiven Kortexreprogrammierung sowie das Hörtraining sind mit Abschluss der Therapie beendet. Eine eigenständige Fortführung ist weder notwendig noch sinnvoll, da zum einen die neuronale Reorganisation nach der Therapie hinreichend aktiviert wurde und zum anderen diese Übung ohne einen geschulten Therapeuten nicht sinnvoll durchgeführt werden kann. So können die Patienten die Auswahl der therapeutisch sinnvollen Intervalle und Tonfolgen, die Kontrolle der Treffsicherheit, oder die Korrektur bei Fehlern (auch bei musikalischer Vorbildung!) nicht realisieren. Weiterhin entfällt die Unvorhersehbarkeit der nachzusingenden Tonfolgen, wenn sie selbst vorgegeben werden.

Postulierte Wirkfaktoren:

Die über die Therapiephase hinausreichende Anwendung von spezifischen musiktherapeutischen Übungen bietet den Patienten eine überdauernde selbstwirksame Kontrolle der Tinnitussymptomatik. Im Sinne einer sekundären Prävention wissen Patienten um Strategien im Umgang mit Tinnitus und können einer möglichen Dekompensation nach erneuter psychischer, somatischer (z. B. HWS-Syndrom) oder audiologischer (z. B. Knalltrauma) Traumatisierung gezielt entgegenwirken.

Tabelle 2-1 fasst das Behandlungsmanual des *Heidelberger Modells* der Musiktherapie bei chronischem Tinnitus im Überblick zusammen.

HEIDELBERGER MODELL DER MUSIKTHERAPIE
BEI CHRONISCH-TONALEM TINNITUS

Tabelle 2-1: Behandlungsmanual

Bausteine	Module	Techniken	Wirkfaktoren
Counselling	Neurowissenschaftlich fundiertes Krankheitsmodell	Visuell gestützte Aufklärung über Tinnitusentstehung im ZNS (Vermittlung eines Krankheitsmodells)	UW: Krankheitsverständnis, Beziehungsaufbau, Förderung der Therapiemotivation
Counselling	Erstellung des Tinnitusäquivalents	Nachbildung des individuellen Tinnitus am Sinusgenerator Umsetzung in heptatonische Tonleiter	SW: Externalisierung der Ohrgeräusche, musikalische Umsetzbarkeit
Counselling	Erfassung somatischer und psychologischer Besonderheiten	Aufklärung über HNO-Befunde Anamnese psychologischer und somatischer Komorbiditäten, Vortherapien Akut- und Dauermedikation	UW: Außertherapeutische Faktoren abklären, um darauf eingehen zu können Prävention unerwünschter Zwischenfälle
Resonanzübung	Grundübung „Klangteppich"	Etablierung eines deutlich wahrnehmbaren Klangteppichs am Gong	SW: Vertrauen in das eigene Hörvermögen gewinnen
Resonanzübung	Intonation des Tinnitus	Aktive stimmliche Auseinandersetzung mit dem Tinnituston	SW: aktive Maskierung des Tinnitustons
Resonanzübung	Resonanzübung und –kontrolle	Stimulation von kraniozervikalen Resonanzräumen durch Intonation des Tinnitus auf „ng" Kontrolle der Resonanz (Gesicht, Triggerpunkte)	SW: Durchblutungssteigerung, Korrektive Stimulation der Hörbahn über somatosensorische Innervation
Musikalisches Hörtraining	Aufmerksamkeitstraining	Nachsingen vorgegebener, unbekannter, standardisierter Tonfolgen	SW: Steigerung von Diskriminationsfähigkeit und Aufmerksamkeit; Verbesserung von alltagsrelevanten auditiven Fertigkeiten (Richtungshören, Gespräche verfolgen)
Musikalisches Hörtraining	Neuroauditive Kortexprogrammierung	Intonationsübung fehlerhafter Intervalle im Bereich des Tinnitus	SW: Neuronale Reorganisation der Tonotopie im auditorischen Kortex; Verbesserung des Hörvermögens

HEIDELBERGER MODELL DER MUSIKTHERAPIE
BEI CHRONISCH-TONALEM TINNITUS

Fortsetzung Tabelle 2-1: Behandlungsmanual

Bausteine	Module	Techniken	Wirkfaktoren
Tinnitus-Landkarte	Erstellen einer zeitlichen Tinnitus-Landkarte	Zusammenstellung von Tinnitus auslösenden/verstärkenden und abschwächenden Faktoren und Situationen	**UW:** Außertherapeutische Faktoren identifizieren **SW:** Sensibilisierung für Zusammenhang zwischen Stressoren/Wohlbefinden und Tinnitus
	Auswertung der Tinnitus-Landkarte	Hierarchisierung der Tinnitus-Landkarten Situationen als Grundlage für das Desensibilisierungstraining	**UW:** Compliance fördern **SW:** Möglichkeiten der Einflussnahme auf den Tinnitus erkennen (→ Steigerung der Selbstwirksamkeit)
Tinnitus-dekonditionierung	Körperliche Entspannung	Musiktherapeutisches Entspannungstraining	**SW:** Körperliche Entspannung und Regulation physiologischer Prozesse
	Aktivierung von „erinnertem Wohlbefinden"	Erstellung eines Wohfühlbildes und Training der Wohlfühlbildimagination als Auslöser (Ankerreiz) für physiologische Entspannung	**SW:** Konditionierung eines Ankerreizes für körperliche Entspannung und Tinnitus-Kontrolle; musikalische Integration des Tinnitus, Aufmerksamkeitslenkung
	Desensibili-sierung	Einspielen des Tinnitustons vom Sinusgenerator, Kontrolle der körperlichen/ psychischen Reaktion des Patienten durch Wohlfühlbildimagination	**SW:** subliminales Training auditiver Filterfunktionen Selbstwirksame Steuerung körperlicher Reaktionen auf Tinnitus Wahrnehmung
Weiterführende Übungen	Wohl-fühlbild	Basistraining: dauerhafte Etablierung des Wohlfühlbildes als konditionierender Reiz für Entspannungsreaktion Anwendungstraining: gezielte Kontrolle der Tinnituswahrnehmung in „Akutsituationen"	**SW:** Fortführung der konditionierten Reaktion von Wohlfühlbild – physiologische Entspannung – Tinnituskontrolle, selbstwirksame Regulation der Tinnituswahrnehmung
	Resonanz-übung	Anfänglich regelmäßiges Training, dann als dauerhaftes „Notfallmedikament"	**UW:** Sicherheit einer Maßnahme über die Therapiephase hinaus („Ritual") **SW:** Sekundärprävention durch aktive Maskierung des Tinnitus in belastenden Situationen

Legende: UW = unspezifischer Wirkfaktor, SW = (musiktherapie-) spezifischer Wirkfaktor

3 Ziele und Hypothesen

Die vorliegende Forschungsarbeit verfolgt drei wissenschaftliche und klinische Ziele:

1. Weiterentwicklung des eigenständigen musiktherapeutischen Konzepts für Patienten mit chronischem, tonalem Tinnitus („Heidelberger Modell", Argstatter et al. 2007) als Ergänzung und Alternative zu bestehenden psychologischen und medizinischen Behandlungskonzepten ➔ diese Ziele sind Inhalt von „Teilprojekt 1".
2. Überprüfung der Wirksamkeit des Heidelberger Modells mit psychologischen (testpsychologische Untersuchungen) und bildgebenden (funktionelle Magnetresonanztomographie) Verfahren ➔ Diese Ziele sind Inhalt von „Teilprojekt 2".
3. Aufdeckung möglicher Zusammenhänge zwischen pathophysiologischen Vorgängen (insbesondere im Gehirn) und therapeutischen Wirkfaktoren des Heidelberger Modells.

3.1 Ziele und Hypothesen von Teilprojekt 1

Im Rahmen von Teilprojekt 1 soll die Wirksamkeit des musiktherapeutischen Konzepts nach dem „Heidelberger Modell" zunächst mittels psychologisch validierten Verfahren evaluiert werden. Konkret werden die folgenden Hypothesen untersucht:

Teilstudie 1 – Hypothesen 1: *subjektive Tinnitusbelastung*

- Hypothese 1-1: *absolute Reduktion im Tinnitus-Fragebogen*

Die absolute Tinnitusbelastung („TF-Gesamtwert") aller Patienten reduziert sich nach der Therapiephase (Prä-Post-Vergleich), bleibt aber bis zum Follow-up Zeitpunkt nach sechs Monaten stabil. Die Patienten einer psychologisch behandelten Kontrollgruppe erreichen eine geringere absolute Veränderung ihrer Belastung im Vergleich zu den musiktherapeutischen Gruppen „Standard" und „Kompakt".

- Hypothese 1-2: *relative Reduktion im Tinnitus-Fragebogen*

Die relative Reduktion der Belastung im Tinnitus-Fragebogen ist zeitstabil (ähnliche Quote relativer Reduktion im Vergleich Prä-Post und Prä-Follow-up) und unabhängig vom Ausgangswert. Die relative Reduktion hängt nur von der Interventionsform (Musiktherapie vs. Kontrollgruppe) ab, das heißt, alle musiktherapeutisch behandelten Probanden erreichen eine ähnliche Reduktion, während die Patienten einer psychologisch behandelten Kontrollgruppe eine geringere relative Veränderung ihrer Belastung im Vergleich zu allen musiktherapeutischen Gruppen erzielen.

- Hypothese 1-3: *absolute Reduktion der Einzelskalen im Tinnitus-Fragebogen*

Die Reduktion der Einzelskalen (Prozentrangwerte) im Tinnitus-Fragebogen sind proportional identisch mit derjenigen des TF-Gesamtwertes.

- Hypothese 1-4: *reliable Veränderung / klinische Signifikanz*

Die Quote der Probanden mit reliabler Veränderung ist in allen musiktherapeutisch behandelten Gruppen identisch und übertrifft diejenige einer psychologisch betreuten Kontrollgruppe. Der Anteil der Probanden mit klinisch signifikanter Veränderung ist in den Gruppen „Kompakttherapie" und „Standardtherapie" identisch und größer als in einer psychologisch betreuten Kontrollgruppe und der Gruppe „Kurzzeittherapie – Leichte".

- Hypothese 1-5: *Veränderung der subjektiven Tinnitusstärke (Visuelle Analog Skala)*

Die subjektiv wahrgenommene Tinnitusstärke, ermittelt durch *Visuelle Analog Skala*, reduziert sich nach der Therapie und bleibt dann bis zum Follow-up-Zeitpunkt stabil, wobei die Patienten einer psychologischen Kontrollgruppe eine geringere Veränderung ihrer Belastung im Vergleich zu den musiktherapeutischen Gruppen erreichen.

Teilstudie 1 – Hypothesen 2: *Psychologische Komorbiditäten*

- Hypothese 2-1 und Hypothese 2-2: *Psychosoziale Belastung*

Stärker belastete Tinnituspatienten (> 30 Punkten im Tinnitus-Fragebogen) weisen vor Beginn der Therapie in zwei psychosomatischen Fragebögen („Symptom-Check-List", Franke 2002 und „Hospital Anxiety and Depression Scale", Herrmann-Lingen et al. 1995) im Vergleich zur Allgemeinbevölkerung erhöhte psychosomatische Beschwerden auf. Die Behandlung führt bei Vorliegen erhöhter Werten zu einer „Normalisierung".

3.2 Ziele und Hypothesen von Teilprojekt 2

Im Teilprojekt 2 kommen zur wissenschaftlichen Überprüfung des *Heidelberger Konzepts* neben den standardisierten psychologischen Fragebögen auch bildgebende Verfahren (fMRT) zum Einsatz. Diese Teilstudie ermöglicht somit zum einen eine Replikation der psychologischen Ergebnisse von Teilstudie 1, erweitert das Spektrum aber um neurowissenschaftliche Untersuchungsmethoden.

Teilstudie 2 – Hypothesen 3: *subjektiven Tinnitusbelastung*

- Hypothese 3-1: *Symptombelastung im Tinnitus-Fragebogen (Goebel & Hiller 1998) absolut und relativ*

Sowohl die absolute als auch die relative Tinnitusbelastung („TF-Gesamtwert") aller Patienten reduziert sich nach der Therapiephase (Prä-Post-Vergleich) unabhängig von der Interventionsform, bleibt aber bis zum Follow-up Zeitpunkt nach 6 Monaten stabil.

- Hypothese 3-2: *Reduktion der Einzelskalen im Tinnitus-Fragebogen*

Die Reduktion der Einzelskalen (Prozentrangwerte) im Tinnitus-Fragebogen sind proportional identisch mit derjenigen des TF-Gesamtwertes.

- Hypothese 3-3: *reliable Veränderung / klinische Signifikanz*

Die Veränderung im Tinnitus-Fragebogen ist zu beiden Vergleichzeitpunkten (Prä-Post und Prä-Follow-up) überwiegend reliabel und klinisch signifikant.

- Hypothese 3-4: *Veränderung der subjektiven Tinnitusstärke (VAS)*

Die subjektiv wahrgenommene Tinnitusstärke (VAS 0-10) reduziert sich und bleibt zeitstabil.

Teilstudie 2 – Hypothese 4: *Psychologische Komorbiditäten*

Die Hypothesen von Teilstudie 2 sind identisch mit den Hypothesen von Teilstudie 1:

- Hypothese 4-1 und Hypothese 4-2: *Psychosoziale Belastung*

Stärker belastete Tinnituspatienten (> 30 Punkten im Tinnitus-Fragebogen) weisen im Vergleich zur Norm erhöhte psychosomatische Beschwerden auf, die Behandlung führt bei erhöhten Werten zu einer Normalisierung.

Hypothese 5: *Vergleich der psychologischen Variablen von Teilstudie 1 und Teilstudie 2*

Teilstudie 2 liefert eine Replikation der psychologischen Resultate von Teilstudie 1 ➔ Die Ergebnisse der Zielparameter im Tinnitus-Fragebogen, in Bezug auf die subjektive Tinnitusstärke (VAS) und die psychosoziale Belastung unterscheiden sich nicht von den Ergebnissen der musiktherapeutisch behandelten Gruppen „Standardtherapie Teilstudie 1" und „Kompakttherapie Teilstudie 1".

Teilstudie 2 – Hypothese 6: *Verhaltensexperiment*

In einem Aufmerksamkeitsexperiment zeigen die Tinnituspatienten vor der Therapie eine signifikant höhere Fehlerquote und signifikant verlängerte Reaktionszeiten, als tinnitusfreie Kontrollprobanden. Nach der Therapie ist zwischen den Tinnituspatienten und den Kontrollprobanden kein statistisch signifikanter Unterschied mehr festzustellen, die Reaktionszeiten und die Fehlerquote der Tinnituspatienten haben sich signifikant verringert.

Teilstudie 2 – Hypothese 7: *Magnetresonanztomographie*

Ziel der Messungen mittels Magnetresonanztomographie, ist die Hypothesen generierende Whole-Brain-Analysis. Auf Basis bestehender Untersuchungen zur anatomischen und funktionellen Lokalisation von Tinnitus bezogenen neuronalen Arealen sind in Tabelle 3-1 trotzdem einige Areale zusammengefasst, in welchen sich durch die Musiktherapie nach dem Heidelberger Modell möglicherweise neuronale Reorganisationen zeigen könnten:

Tabelle 3-1: „Neuronale Korrelate von Tinnitus", die möglicherweise durch Musiktherapie verändert werden können

Veränderungs-sensitive Areale	Musiktherapeutische Ziele
Auditorische Kortexareale	Die gezielte musikalische Stimulation der Hörbahn über somatosensorische Innervation und neuroauditive Kortexprogrammierung führt zu einer kortikalen Reorganisation im auditorischen Kortex, zu einer Restrukturierung in den auditorischen Assoziationsarealen und damit zu einem Rückgang des Tinnitus.
Präfrontaler Kortex	Gezielte musikalische Hörübungen (Aufmerksamkeitstraining) steigern die Diskriminationsfähigkeit; wiederholte Übungen bewirken einen Trainingseffekt, sodass auch Gedächtnisstrukturen verändert werden.
Limbisches System	Die aktive musikalische Auseinandersetzung mit dem Tinnitus erwirkt eine systematische Unterbrechung der Verbindung zwischen Tinnitus und negativ besetzten Kognitionen und Gefühlen, was sich in einer Desensibilisierung der neuronalen Strukturen im limbischen Systems widerspiegelt.

Insgesamt wird erwartet, dass durch die Musiktherapie sowohl funktionell als auch anatomisch/morphologische Veränderungen erzielt werden. Die zeitliche Ausdehnung der Therapie (Standardtherapie: 10 Wochen vs. Kompakttherapie 5 Tage) hat möglicherweise Einfluss auf die Stärke der Veränderung: bei massierten = intensiverem Lernen in der Kompakttherapie könnte ein größerer Lernzuwachs und damit eine stärkere Veränderung vermutet werden.

4 Methodik der Untersuchung

4.1 Studien – Design

Die vorliegende Arbeit lässt sich in zwei Teilprojekte gliedern: Teilprojekt 1 umfasst die Weiterentwicklung des musiktherapeutischen Konzepts für Patienten mit chronischem, tonalem Tinnitus nach dem „Heidelberger Modell". Teilprojekt 2 versucht einen neurowissenschaftlichen Wirkungsnachweis von Musiktherapie bei chronischem Tinnitus zu erbringen. Das Design beider Teilstudien ist prospektiv und kontrolliert.

Die Unabhängigkeit von Therapeuten und Forscher war gewährleistet: Die Therapien wurden in der Musiktherapeutischen Ambulanz an der Fakultät für Musiktherapie (SRH Hochschule Heidelberg) (im Folgenden „Mth-Ambulanz") durchgeführt. Die Patientenakquise sowie alle psychologischen Untersuchungen (Eingangsdiagnostik, Verlaufsmessungen, Follow-up Erhebungen) wurde durch das Deutsche Zentrum für Musiktherapieforschung (Viktor Dulger Institut) DZM e.V. (im Folgenden „DZM") durchgeführt. Die audiologische Diagnostik sowie die CERA-Untersuchung erfolgten durch die Hals-Nasen-Ohren-Klinik der Universität Heidelberg (im Folgenden „HNO-Klinik Heidelberg"). Die fMRT-Messungen wurden in der Klinik für diagnostische und interventionelle Neuroradiologie Homburg (Universität des Saarlandes) (im Folgenden „Neuroradiologie Homburg") ausgeführt und ausgewertet.

- *Teilprojekt 1: Weiterentwicklung der musiktherapeutischen Intervention nach dem „Heidelberger Modell"*

Der erste Schritt des Projekts bestand darin, die musiktherapeutische Intervention nach dem „Heidelberger Modell" auf Basis der Pilotstudienergebnisse (Argstatter, et al. 2006) zu insgesamt drei verschiedenen, patientenzentrierten Anwendungsformen weiter zu entwickeln: „Standardtherapie" (12 Sitzungen Therapie innerhalb von 12 Wochen), „Kompakttherapie" (10 Sitzungen Therapie innerhalb von fünf Werktagen) und „Kurzzeittherapie" (6 Sitzungen Therapie innerhalb von 6 Wochen). Dieses Vorgehen erlaubt eine differenzierte Analyse möglicher Dosis-Wirkungs-Relationen durch die unterschiedliche zeitliche Erstreckung der Therapie. Als Kontrollgruppe

diente eine psychologisch betreute „Habituationsgruppe".
Die Wirksamkeit dieser Therapieformen sollte zunächst mittels psychologischer Fragebögen überprüft werden.

- *Teilprojekt 2: Neurowissenschaftliche Überprüfung des „Heidelberger Modells"*

  In einem zweiten Schritt sollte die Wirkung des „Heidelberger Modells" mit neurowissenschaftlichen Verfahren überprüft werden. Daher wurden bei einer repräsentativen Stichprobe von Probanden der beiden Therapiegruppen „Kompakttherapie" und „Standardtherapie jeweils vor bzw. nach der Therapiephase Messungen mit funktioneller Magnetresonanztomographie (fMRT) durchgeführt. Die Teilnehmer für Teilstudie 2 wurden so ausgewählt, dass die Probanden hinsichtlich Alter, Geschlecht und Tinnitusbelastung für die Gesamtpopulation der behandelten Patienten repräsentativ und innerhalb der Therapiegruppen „Standardtherapie" und „Kompakttherapie" annähernd parallelisiert waren. Als Vergleich dienten Daten von Tinnitus-freien Kontrollprobanden.

4.2 Probanden

Die Therapie nach dem Heidelberger Modell ist geeignet für Patienten mit chronischem, tonalem Tinnitus. Als „chronisch" wurde der Tinnitus in der vorliegenden Studie ab einer Dauer von sechs Monaten angesehen. Ob der Tinnitus tonale Qualität hat, wurde in einer Voruntersuchung überprüft. Kriterium war, dass die Ohrgeräusche mit Hilfe eines Sinusgenerators hinsichtlich Tonhöhe und Lautstärke mit hinreichender subjektiver Zufriedenheit nachzustellen waren.

Für Patienten von Teilprojekt 2 war es erforderlich, dass die Durchführung einer Magnetresonanztomographie möglich war. Daher wurden als weitere Ausschlusskriterien folgende Aspekte formuliert:

- Vorhandensein jeglicher Art metallischer Gegenstände im Körper, die nicht entfernt werden konnten (Implantate, Metallsplitter, Spirale zur Verhütung, Herzschrittmacher…)
- Platzangst (während der MRT-Untersuchung mussten die Probanden eine Aufmerksamkeitsaufgabe absolvieren und konnten daher nicht sediert werden)

- Vorliegen einer gravierenden Hörminderung (> 70 dB im Bereich der Tinnitusfrequenz), da dann keine zuverlässige keine zuverlässige akustische Stimulation während der MRT-Untersuchung möglich ist.

Tabelle 4-1: Ein- und Ausschlusskriterien

Einschlusskriterien	Ausschlusskriterien
• chronischer Tinnitus (> 6 Mo.)	• akuter Tinnitus (< 6 Mo.)
• Score im Tinnitusfragebogen ≤ 64 (deutliche Belastung, aber nicht völlig dekompensiert)	• Score im Tinnitusfragebogen (Goebel & Hiller, 1998) > 64 (völlige Dekompensation)
• subjektive Einschränkung der Lebensqualität	• Tinnitus hat Geräuschqualität oder verschiedene Klangkomponenten
• Tinnitus ist tonhaltig, Frequenz bestimmbar	• primäre psychiatrische Erkrankung (insb. klinisch manifeste Depression)
• musikalische Darstellbarkeit des Tinnitus ist möglich	• ausgeprägte Hyperakusis
• Alter > 18 Jahre	• parallele andere Tinnitustherapie

- *Probandenakquise*

Im Zeitraum von 1.4.2003 bis 31.12.2006 wurde durch die HNO-Ambulanz der Universitätsklinik Heidelberg oder per Zeitungsannonce, durch Medienberichte in Rundfunk, Fernsehen und Printmedien über das musiktherapeutische Angebot des DZM bzw. der Mth-Ambulanz informiert. Insgesamt wurden damit n = 197 Tinnituspatienten erreicht, von diesen Patienten erfüllten insgesamt n = 131 Patienten die Einschlusskriterien.

Von den insgesamt n = 68 ausgeschlossenen Probanden geschah dies bei je 28 Probanden aufgrund einer zu geringen Belastung im Tinnitus-Fragebogen oder weil der Tinnitus nicht musikalisch darstellbar war. Sieben Probanden waren so schwerhörig, dass keine Musiktherapie möglich war. Drei Probanden wiesen eine extreme Belastung durch den Tinnitus auf, sodass, ebenso wie bei zwei Probanden, die unter einer manifesten Depression litten, eine stationäre Behandlung angeraten wurde. Ein Patient trat trotz Zusage seinen Therapieplatz ohne Begründung nicht an.

Sofern die Probanden die Einschlusskriterien erfüllten, wurden sie entweder mit einer musiktherapeutischen Intervention oder in einer Kontrollgruppenbedingung behandelt. Die Gruppenaufteilung konnte überwiegend nur quasirandomisiert erfolgen, da zunächst eine Aufteilung der Probanden auf Basis der Tinnitusbelastung erfolgte: Nur Patienten mit TF-Werten unter 30 Punkten wurden als „Leicht" belastet eingestuft und konnten an der „Kurzzeittherapie – Leichte" teilnehmen. Lagen die Werte im Tinnitus-Fragebogen über 30 Punkten („Schwere" Belastung) war eine Behandlung in einer der Gruppen „Standardtherapie", „Kompakttherapie" oder „psychologische Kontrollgruppe" indiziert. Da für viele Patienten aus organisatorischen Gründen (räumliche Entfernung) eine Teilnahme ausschließlich im Rahmen der Kompaktgruppe möglich war, wurden nur die verbliebenen Patienten aus dem Großraum Heidelberg randomisiert auf die Gruppen „Standardtherapie" und „Kontrollgruppe" aufgeteilt.

Die Verteilung der eingeschlossenen Probanden auf die beiden Teilstudien und die verschiedenen Behandlungsgruppen kann Tabelle 4-2 entnommen werden.

Insgesamt beendeten sieben Probanden die Therapie vorzeitig, was einer Abbruchquote von 2,9 % entspricht. Zum Follow-up-Zeitpunkt (6 Monate nach der Therapie) wurden die schriftlichen Nachbefragungsbögen von insgesamt n = 118 Probanden retourniert, dies entspricht einer Rücklaufquote von 95 % aller abgeschlossenen Therapien oder 90 % aller eingeschlossenen Probanden. In der Gruppe „Standardtherapie 1" wurden ein Proband aufgrund gravierender psychosomatischer Beschwerden in die stationäre Behandlung durch die Uniklinik Heidelberg überwiesen. Jeweils zwei Probanden der Standardtherapie von „Teilstudie 1" und „Teilstudie 2" und ein Proband der Gruppe „Kurzzeittherapie" beendeten die Therapie auf eigenen Wunsch vorzeitig. Ein Proband der Gruppe „Standardtherapie Teilstudie 2" wurde aufgrund seines Rentenbegehrens aus der Analyse ausgeschlossen. Bei der Nachbefragung wurden zwei Probanden nicht erreicht, da sie unbekannt verzogen waren; die Gründe für die übrigen fehlenden Fragebögen konnten leider trotz mehrerer Telefonkontakte nicht endgültig aufgeklärt werden.

METHODIK DER UNTERSUCHUNG

Tabelle 4-2: Verteilung der Probanden (n = 197) auf die Patientengruppen

Gruppe		Prä = vor der Therapie	Post = nach der Therapie	Follow-up = 6 Monate nach der Therapie
Ausschluss		68	---	
Einschluss		131	124	118
Teilstudie 1	Standardtherapie_1	33	30	26
	Kompakttherapie _1	24	24	22
	Kurzzeittherapie	18	17	17
	Psychologische Kontrollgruppe	16	16	16
Teilstudie 2	Standardtherapie_2	16	13	13
	Kompakttherapie_2	24	24	24

- *Stichprobencharakteristika der MRT – Untersuchung*

In der Gruppe der insgesamt n = 40 in Teilstudie 2 betreuten Tinnituspatienten konnte die MRT-Untersuchung bei vier (n = 3 Kompakttherapie, n = 1 Standardtherapie) Probanden nicht durchgeführt werden, da sich Metallgegenstände im Körper befanden, die nicht entfernt werden konnten. Durch den Ausfall von drei Probanden der „Standardgruppe" bedingt, konnten nach der Therapie noch bei n = 12 Probanden der Gruppe „Standardtherapie" und bei n = 21 Probanden der Gruppe „Kompakttherapie" MRT-Aufnahmen gemacht werden. Diese vollständigen n = 33 Datensätze (= 82,5 %) gehen in die Analyse ein.

Als Vergleichsgruppe für die MRT-Untersuchung konnten n = 17 hörgesunde Kontrollpersonen gewonnen werden, die hinsichtlich Alter, Geschlecht und Händigkeit (Rechts- oder Linkshänder) mit den Tinnituspatienten vergleichbar waren (χ^2-Test, alle p > .100). Bei vier dieser Probanden war eine Durchführung der MRT-Untersuchung nicht möglich: ein Proband hatte akute Platzangst, zwei Probanden hatten metallische Gegenstände im Körper, die nicht entfernt werden konnten und bei einem Probanden war die

Aufzeichnung der MRT-Daten aus technischen Gründen unvollständig. Somit liegen komplette Datensätze von n = 13 Kontrollprobanden vor.

4.3 Interventionsgruppen (unabhängige Variablen)

Die musiktherapeutischen Behandlungen fanden jeweils im Einzelsetting statt, das psychologische Habituationstraining in Gruppen von je acht Personen. Der Gesamtumfang der therapeutischen Zuwendung war für die Therapien „Standardmusiktherapie", „Kompaktmusiktherapie" und „Kontrollgruppe" identisch und umfasste jeweils 600 Minuten Therapie, die sich je nach Behandlungsbedingung allerdings unterschiedlich aufgliederte. In der Bedingung „Kurzzeittherapie, Leichte" dauerte die Therapie entsprechend dem verkürzten Konzept nur 300 Minuten (vergleiche Tabelle 4-3).

Tabelle 4-3: Übersicht über die zeitliche Aufgliederung der Interventionsformen

Behandlungsform	Behandlungseinheiten*	Dauer	Gesamtumfang / Dosis
Standardmusiktherapie	12 Behandlungseinheiten Einzeltherapie	12 Wochen Behandlung mit je 1 Sitzung / Woche à 50 Min	600 Minuten Therapie
Kompaktmusiktherapie	10 Behandlungseinheiten Einzeltherapie + zwei Gruppenplenumsitzungen	5 Tage Behandlung mit je 2 Sitzungen / Tag à 50 Min + 2 Sitzungen à 50 Min	600 Minuten Therapie
Kurzzeittherapie „Leichte"	6 Behandlungseinheiten Einzeltherapie	6 Wochen Behandlung mit je 1 Sitzung / Woche à 50 Min	300 Minuten Therapie
Psychologische Kontrollgruppe	12 Behandlungseinheiten Gruppentherapie + Counselling	6 Wochen Behandlung mit 1 Sitzung / Woche à 90 Min + 60 Min Counselling	600 Minuten Therapie

*Keine zusätzliche medikamentösen, akustischen oder psychotherapeutischen Therapien während der Therapiephase, manualtherapeutische/physiotherapeutische Interventionen bei Bedarf

Die Patienten sollten für die Dauer der musiktherapeutischen Behandlung keine zusätzliche tinnitusspezifische medikamentöse oder psychotherapeutische Therapie in Anspruch nehmen. Bei Bedarf erfolgte jedoch eine adjuvante medizinische Betreuung (z. B. bei akuter Otitis Media) oder begleitende physiotherapeutische Behandlungen.

- *Musiktherapeutische Behandlung nach dem Heidelberger Modell*

Alle Patienten der musiktherapeutischen Gruppen (Standardtherapie, Kompakttherapie, Kurzzeittherapie) wurden entsprechend dem *musiktherapeutischen Konzept für chronisch-tonalen Tinnitus* behandelt (vgl. Kapitel 2).

- *Habituationstrainingsgruppe (Tinnitus-Kontrollgruppe)*

Die Patienten der Kontrollgruppe erhielten eine intensive psychosoziale Betreuung entsprechend den AWMF-Richtlinien (Lenarz 1998). Die Dauer der Intervention umfasste insgesamt sechs Sitzungen mit jeweils 90 Minuten („Doppelstunde") sowie ein einführendes Coaching von 60 Minuten Dauer.

Die therapeutische Intervention war als Kombination aus psychologisch wirksamer Habituationstherapie in Anlehnung an die *Psychologische Tinnitus Therapie* (Delb et al. 2002a) und einer musiktherapeutischen „Placebo"-Bedingung konzipiert. Dazu wurden musikalische Elemente eingesetzt, die der „Verum"-Musiktherapie ähnlich waren, aber nicht die postulierten Wirkfaktoren aufwiesen.

Die sechs Sitzungen waren jeweils nach einem 4-Phasen-Konzept gestaltet: Jede Sitzung wurde von der *Blitzlichtphase* eröffnet, in der kurze Eindrücke, Geschehnisse oder Empfindungen der letzten Tage behandelt werden konnten, die nicht unbedingt mit dem Tinnitus zusammenhängen mussten. Während der *Zuwendungsphase* erfolgten die eigentlichen psychotherapeutischen Interventionen. Im Rahmen eines *Hörtrainings* stand die Wirkung von eingespielter Musik im Vordergrund, worüber anschließend gesprochen wurde, die verbleibende Zeit diente der *Abschiedsphase*.

Konkret umfasste die Intervention folgende Elemente:

1) Counselling (1 Sitzung à 60 Minuten)

Zu Beginn der Intervention erfolgte ein ca. 60-minütiges Beratungsgespräch, ein sog. Counselling. Dieses war inhaltlich identisch mit dem Counselling der musiktherapeutischen Interventionen.

2) Blitzlichtphase

Am Anfang jeder Stunde stand eine Blitzlicht-Runde, um das aktuelle Befinden der Patienten zu erfragen. Ab der zweiten Sitzung wurde besonderer Wert darauf gelegt, zunächst nicht über den Tinnitus zu sprechen, um seinen Stellenwert im Alltag zu verringern. Da diese Übung den Patienten schwer viel, wurde auch auf den gegenseitigen Gedankenaustausch und das „Sharing" gemeinsamer Tinnitus bezogener Erlebnisse fokussiert.

3) Zuwendungsphase

Hauptinhalt der Zuwendungsphase war die Vermittlung konkreter Strategien zur Bewältigung der Tinnitussymptomatik in Anlehnung an die Konzepte der *Psychologischen Tinnitus-Therapie* (Delb et al. 2002a). Zentrale Informationen waren dabei der Umgang mit Stress-Situationen, Tinnitus bedingenden Faktoren und Möglichkeiten eines veränderten Umgangs mit dem Tinnitus.

Während der Zuwendungsphase wurden immer einzelne Patienten mit ihren Tinnitus bezogenen Problemen in den Mittelpunkt gestellt. Im therapeutischen Gruppenprozess wurden diese Probleme diskutiert und therapeutisch individuell bearbeitet.

4) Hörtrainingsphase

Im Gegensatz zur musiktherapeutischen Behandlung nach dem Heidelberger Konzept wurde in der psychologisch betreuten Kontrollgruppe Musik nur als rezeptives Medium eingesetzt. Im Rahmen eines Hörtrainings wurden die Patienten aufgefordert, Musikhören als schöpferischen Prozess zu verstehen und der Musik aktiv zuzuhören. Anschließend wurden die Erlebnisse der Patienten verbalisiert. Zusätzlich wurden als Alltagstransfer Möglichkeiten des gezielten Hörens im Alltag besprochen. Als Musikstücke dienten dabei: 1. Sitzung: Wolfgang A. Mozart, Andante mit Variationen in G-Dur KV 501; 2. Sitzung: Johann Strauss, Die Fledermaus (Ouvertüre); 3. Sitzung: Felix Mendelssohn, Scherzo: Leggiero e vivace; 4. Sitzung: André Rieu, 1. Stück: Les Patineurs; 2. Stück: Wolgalied; 5. Sitzung: Georg Friedrich Händel, Jephtha (Ausschnitte); 6. Sitzung: George Gershwin, "I got rhythm". Die Auswahl der Musikstücke orientierte sich an den musikalischen Präferenzen der Probanden sowie an der emotionsinduzierenden Wirkung der Musikstücke.

5) Hilfe zur Selbsthilfe

Im Lauf der Therapiesitzungen wurden von den Patienten verschiedene Selbsthilfemaßnahmen geschildert. Der Therapeut übernahm die Aufgabe, die Beiträge zu moderieren und danach zu beurteilen, ob die Maßnahmen therapeutisch sinnvoll erschienen. Am Ende der Therapie wurden den Teilnehmern die von ihnen entwickelten Maßnahmen sowie weitere Strategien zur Tinnitusbewältigung in schriftlicher Form ausgehändigt.

6) Weiterführende Therapien

Allen Patienten der Habituationsgruppe musste aus ethischen Gründen die Möglichkeit einer nachfolgenden musiktherapeutischen Behandlung im Einzelsetting nach dem „Heidelberger Modell" angeboten werden. Von diesem Angebot machte eine Patientin Gebrauch.

4.4 Messinstrumente, Ziel- und Kontrollvariablen

Entsprechend der AWMF-Leitlinie Nr. 017/064 (Lenarz 1998) erfolgte vor Beginn der Therapie für alle Probanden eine umfassende audiologische Untersuchung durch die HNO-Klinik Heidelberg. War die räumliche Entfernung zu groß war, wurde die Eingangsdiagnostik in Einzelfällen auch von anderen HNO-Kliniken übernommen. Zusätzlich wurde eine psychodiagnostische und musiktherapeutische Anamnese durch das DZM durchgeführt.

Die psychologische Zielvariable war die Veränderung der Tinnitus-Symptomatik. Daher wurde der Tinnitus-Fragebogen (TF) und eine Visuelle Analogskala (VAS „Belastung durch den Tinnitus 0-10) in allen Therapiegruppen sowohl unmittelbar vor als auch unmittelbar nach der Therapiephase, sowie zur Verlaufskontrolle regelmäßig während der Therapiephase eingesetzt. Unmittelbar nach Ende der Therapie erfolgte eine weitere psychologische Untersuchung zur Überprüfung des unmittelbaren Therapieerfolgs auf Tinnitus-bezogene Komorbiditäten Sechs Monate nach Ende der Therapie wurde der überdauernde Effekt der Therapie in einer katamnestischen Erhebung mit dem TF und der VAS erhoben (siehe Abbildung 4-1).

Abbildung 4-1: Messzeitpunkte

		Anamnese	Therapiesitzungen											Follow-up 6 Monate
			1	2	3	4	5	6	7	8	9	10	11	12	
Messinstrument	Audiologie	○ □ + ◆													
	TF	○ □ + ◆	○ □ + ◆		+ ◆	○	□	+ ◆	○		□		○		○ □ + ◆
	STI	○ □ + ◆													
	Therapie-evaluation							+ ◆		□		○			○ □ + ◆
	HADS	○ □ + ◆	○ □ +				+ ◆			□		○			
	SCL-90-R	○ □ + ◆					+ ◆			□		○			

○ Standardtherapie: 12 Sitzungen (12 Wochen)

□ Kompakttherapie: 10 Sitzungen (1 Woche)

+ Kurzzeittherapie "Leichte": 6 Sitzungen (6 Wochen)

◆ Kontrollgruppe (Habituation): 6 Sitzungen (6 Wochen)

Legende: TF = Tinnitus-Fragebogen; VAS = Visuelle Analogskala, STI = Strukturiertes Tinnitus-Interview, HADS = Hospital Anxiety and Depression Scale, SCL-90-R = Symptom-Check-List; IIP = Inventar Interpersoneller Probleme

4.4.1 Audiologische Eingangsdiagnostik

Die audiologische Diagnostik umfasste die folgenden Untersuchungen:
- *HNO-ärztliche Untersuchung* einschließlich Trommelfellmikroskopie, Nasopharyngoskopie, Tubendurchgängigkeit
- *Tonaudiometrie*: Ausschluss von gravierender Hörminderung und Hyperakusis; Bestimmung von Tonhöhe und Lautstärke des Tinnitus (Er-

mittlung der Maskierungskurven nach Feldmann mit Sinusstörungen und Schmalbandrauschen)
- *Tympanometrie, Stapediusreflexe*: Messungen der Mittelohrfunktionen zum Ausschluss organischer Ursachen für Tinnitus
- *Otoakustische Emissionen* (OAE), *Distosionsprodukte* (DPOAE) und *Vestibulationsprüfung* (einschließlich kalorischer Prüfung): Messungen der Innenohrfunktionen zum Ausschluss organischer Ursachen für Tinnitus
- *Hirnstammaudiometrie* (BERA: Brainstem Evoked Response Audiometry): Reizantworten der Hörnerven und des Hirnstamms, Ausschluss organischer Ursachen für Tinnitus
- *Orthopädische Screening-Untersuchung*: insbesondere auf funktionelle Halswirbelsäulendiagnostik und orientierende Untersuchung des Gebisses und des Kauapparates

Nur wenn die Untersuchungen im Wesentlichen unauffällig waren und insbesondere eine organische Ursache des Tinnitus ausgeschlossen werden konnte, war eine Teilnahme an der Musiktherapie möglich.

4.4.2 Tinnitussymptomatik

Zur Erfassung der Tinnitussymptomatik existieren verschiedene Messinstrumente. In der vorliegenden Untersuchung wurden die folgenden psychometrischen Verfahren eingesetzt:

- *Tinnitus-Fragebogen* (TF; Goebel, & Hiller, 1998):

Der *Tinnitus-Fragebogen* (*TF*) ist die deutschsprachige Adaptation des *Tinnitus-Questionnaire* von Hallam et al. (1988) und stellt mittlerweile ein Standardinstrument zur Erfassung der Tinnitussymptomatik dar. Der Fragebogen umfasst insgesamt 52 Fragen, die auf einer dreistufigen Skala (0 = stimmt nicht, 1 = stimmt teilweise, 2 = stimmt) beantwortet werden müssen. Die Gesamtsumme aller Skalenwerte ergibt den globalen Schweregrad der Tinnitusbeeinträchtigung (im folgenden *TF-Wert*), der Wertebereich liegt bei 0-84 Punkten. Darüber hinaus ist auch eine differenzielle Auswertung durch Summation der Rohpunktwerte zu den Subskalen *emotionale* (E) und *kognitive Belastung* (C) – zusammengefasst auch *psychische Belastung* (EC) - *Penetranz des Tinnitus* (I), *Hörprobleme* (A), *Schlafstö-*

rungen (Sl) und *somatische Beschwerden* (So) möglich. Um das Verhältnis der Einzelskalen zueinander auf einer einheitlichen Skala bewerten zu können, wurden an einer repräsentativen Patientenstichprobe Prozentrangwerte für die Einzelskalen ermittelt. Inhaltlich geben die Prozentrangskalen die relative Stellung an, die ein Proband bezüglich der einzelnen Skalen in Verhältnis zu einer repräsentativen Vergleichsgruppe einnimmt. So bedeutet ein Wert von 40 %, dass der Proband mit seinem Testwert 39 % der Stichprobe übertrifft und selbst von 60 % übertroffen wird.

Die Überprüfung der internen Konsistenz (Cronbach´s Alpha) ergab gute bis sehr gute Werte für die Reliabilität des Fragebogens und beträgt $\alpha = .94$ für den Gesamtscore TF und $\alpha = .78$ bis $\alpha = .92$ für die einzelnen Skalen. Die Test-Retest-Reliabilität (r_{tt}) liegt für den TF-Gesamtscore bei $r_{tt} = .94$, für die einzelnen Unterskalen erreicht die Test-Retest-Reliabilität Werte zwischen $r_{tt} = .86$ und $r_{tt} = .92$.

Der TF wurde in verschiedenen Untersuchungen im deutschsprachigen Raum eingesetzt und ist daher ein wichtiges Messverfahren, um die Therapieeffektivität mit anderen Studienergebnissen vergleichen zu können.

- *Strukturiertes Tinnitus Interview* (STI, Goebel & Hiller, 2001)

Das *Strukturierte Tinnitus Interview* (*STI*) ist ein halbstandardisiertes, strukturiertes Interviewverfahren, das im Rahmen des Anamnesegesprächs eingesetzt wird. Es erlaubt die Erhebung von wichtigen Basisinformationen zur Anamnese des Tinnitus, Art und Ausprägungsgrad assoziierter audiologischer Symptome sowie die Erstellung eines Profils der psychologischen und psychosomatischen Belastungsfaktoren.

Die Test-Retest-Reliabilität zur Tinnitusanamnese liegt zwischen $r_{tt} = .18$ und $r_{tt} = .88$. In der vorliegenden Studie wurde auf die differenzierte Erfassung der psychologischen Aspekte des Tinnitus (Items 37-56 des STI) verzichtet, da hierfür das validere Instrument des Tinnitus-Fragebogens (Goebel & Hiller 1998) zur Verfügung steht.

- *Visuelle Analogskala (VAS):* Penetranz und Lautstärke des Tinnitus

Visuelle Analogskalen (*VAS*) ermöglichen die quantitative Erfassung des subjektiven Belästigungsgrades durch den Tinnitus (Wilhelm et al. 1995). Auf einer Skala, die an einem Ende mit 0 und am anderen mit 10 beschriftet ist, zeichnen die Patienten den Wert der aktuellen Stärke des Tinnitus an („Wie stark ist ihr Tinnitus momentan?").

Im Rahmen des Strukturierten Tinnitus-Interviews (Goebel & Hiller 2001) wurde die Verwendung von Visuellen Analog Skalen psychometrisch überprüft und erbrachte hinreichende Gütekriterien ($r_{tt} = .73$). Insgesamt ist die Verwendung von Analogskalen für den Gruppenvergleich zwar nicht gut geeignet, die Werte geben aber im intraindividuellen Vergleich zu verschiedenen Messzeitpunkten Hinweise auf Veränderungen. Da zudem viele Publikationen ausschließlich oder ergänzend VAS-Werte als Zielkriterium berichten, bieten sich VAS-Werte an, um die Effekte der Musiktherapie im Gesamtspektrum der Therapieeffektivität einordnen zu können.

- *Therapieevaluation*

Am Ende der Therapiephase wurde allen Patienten ein Fragebogen zur subjektiven Therapieevaluation ausgegeben. Neben der allgemeinen Bewertung des Therapieerfolgs („Hat sich ihr Tinnitus durch die Therapie verändert?"), konnten die Patienten die Wirksamkeit der einzelnen Therapieelemente einschätzen („Welche Interventionen fanden Sie besonders hilfreich, welche fanden Sie überflüssig?") und den zeitlichen Therapieumfang bewerten („Die Dauer der Therapie war zu kurz / angemessen / zu lang").

4.4.3 Psychologische Komorbiditäten

Aus der Literatur ist bekannt, dass die häufigsten Komorbiditäten von Tinnituspatienten Depressionen und Ängste sowie allgemeine psychosomatische Beschwerden sind. Aus diesem Grund wurden zwei spezifische psychologische Testverfahren zur Erfassung dieser Problembereiche ausgewählt, die zudem eine Ergänzung der tinnitusspezifischen Verfahren darstellen (Goebel & Hiller 1998).

- *Symptom Checkliste nach Derogatis* (SCL-90-R, Franke 2002*)*

Die *Symptom Checkliste nach Derogatis (SCL-90-R*) ist ein weitverbreitetes und etabliertes Messinstrument, welches die subjektiv empfundenen Beeinträchtigungen durch körperliche und psychische Symptome einer Person innerhalb eines Zeitraums von sieben Tagen misst. Der Fragebogen umfasst insgesamt 90 Fragen zu verschiedenen Symptombereichen, die auf einer fünfstufigen Skala von 0 = „überhaupt nicht" bis 4 = „sehr stark" bewertet werden müssen. Für die Auswertung werden die Items zu den neun Skalen *Somatisierung* (SOM), *Zwanghaftigkeit* (ZWA), *Unsicherheit im Sozialkontakt* (UIS), *Depressivität* (DEP), *Ängstlichkeit* (ANG), *Feindseligkeit/Aggression* (AGG), *Phobische Angst* (PHO), *Paranoides Denken* (PAR) und *Psychotizismus* (PSY) zusammengefasst. Darüber hinaus kann ein Globalwert der generellen psychischen Belastung (*Global Severity Index*, GSI) berechnet werden. Die internen Konsistenzen der einzelnen Skalen sind gut bis sehr gut und liegen zwischen $\alpha = .75$ und $\alpha = .97$, die Retestreliabilität zwischen $r_{tt} = .69$ und $r_{tt} = .92$.

- *Hospital Anxiety and Depression Scale - deutsche Version* (HADS-D, Herrmann-Lingen et al. 1995)

Die *Hospital Anxiety and Depression Scale* (*HADS-D*) ist die deutsche Adaptation des englischen Originals (Zigmond & Snaith 1983). Das kurze Fragebogeninstrument umfasst 14 Items, die auf einer vierstufigen Skala beantwortet werden müssen. Aus je sieben Items werden eine Angst- und eine Depressivitätsskala gebildet. Klinisch definierte Cut-off-Werte lassen durch Einteilung in drei Bereiche (0-7 Punkte = unauffällig, 8-11 Punkte = grenzwertig, >= 12 Punkte = auffällig) eine orientierende Fallidentifikation zu (Zigmond & Snaith 1995). Obwohl die Hauptanwendungsgebiete im Bereich der somatischen Medizin liegen, existieren auch Anwendungen speziell an Tinnituspatienten (Andersson 2003, Zöger et al. 2004), wodurch die Validität des Verfahrens als gesichert gelten kann. Die internen Konsistenzen sind gut und betragen für die Angst-Subskala $\alpha = .80$, für die Depressivitäts-Subskala $\alpha = .81$. Die Retestreliabilität liegt bei $r_{tt} = .84$ bzw. $r_{tt} = .85$.

4.4.4 MRT-Untersuchung

Die MRT-Untersuchung wurde mittels einer Siemens Vision, 1.5 Tesla Standard Kopfspule mit Umlenkspiegel (Siemens Medical) durchgeführt. Während der Messung erfolgte eine seitenverkehrte Projektion von Buchstaben mittels Epson-Beamer auf eine halbtransparente Leinwand sowie die Übertragung von auditiven Signalen von PC-Soundkarte über Filterstufen durch den Faraday-Käfig auf MRT-kompatible Kopfhörer.

In den Patienten der Kompakttherapie fanden diese Untersuchungen jeweils am Wochenende vor bzw. nach der 5-tägigen Therapiephase (Montag bis

METHODIK DER UNTERSUCHUNG

Freitag) statt, bei den Patienten der Standardtherapie maximal 14 Tage vor Beginn bzw. nach Abschluss der Therapie. Die fMRT-Messungen der tinnitusfreien Kontrollgruppe hatten analog zu den Messungen der Kompakttherapiegruppe einen Abstand von einer Woche.
Die Gesamtdauer der fMRT-Untersuchung betrug jeweils etwa 30 Minuten. Alle Probanden wurden individuell mündlich und schriftlich über die neurowissenschaftlichen Untersuchungen aufgeklärt und unterschrieben eine Einverständniserklärung.
Im ersten Teil der Messung erfolgte ein anatomischer Scan. Dabei wurden eine T2-gewichtete, axiale turbo-spin-echo (24 slices, voxel size 0.93 x 0.93 x 5 mm³) und eine T1-gewichtete, sagittale turbo-flash MPRAGE (magnetization-prepared rapid acquisition of gradient echo; 1.17 x 1.17 x 1.17 mm³ voxel size) (Mugler and Brookeman, 1990) Sequenz kombiniert. Die beiden Datensätze vor (A-Image) bzw. nach (B-Image) der Therapiephase wurden co-registriert und in „graue Susbstanz", „weiße Substanz" und „Liquor" unterschieden. Anschließend wurden im Rahmen einer voxel-basierten Morphometrie ((VBM, Ashburner and Friston, 2000) die Anteile an „grauer Substanz" des A-Images von denen des B-Images subtrahiert, um anatomische Veränderungen zu erfassen.
Der zweite Teil der Messung fand als Echo-Planar-Imaging (EPI) Sequenz mit insgesamt 285 Scans statt. Die Details des Messdesigns waren: Repetitionszeit TR = 2,69 s; Echozeit TE = 60 ms; Aquisitionszeit TA = 2,43 s; FA = 90°; Field of View FoV = 240 mm; Matrix 64 x 64; 24 Schichten à 5 mm; Voxelgröße 3,75 * 3,75 * 5,00 mm.
Echo-Planar-Imaging ist eine sehr schnelle Erfassungsmethode und eignet sich vor allem für die Erfassung von physiologischen Parametern bei der funktionellen Hirnbildgebung, da die Anfälligkeit gegenüber Bewegungsartefakten minimiert ist.
Während des MRT-Scans erfolgte die asynchrone Applikation von visuellen Informationen als ereigniskorrelierte (event related) Aufmerksamkeitsreizen in einem Go – NoGo-Paradigma und mit auditiven Stimuli als Blockdesign. Das Go – NoGo Paradigma umfasste eine quasizufällige Buchstabenfolge (420 ms pro Buchstabe) mit einem Warnreiz = "O", einem Go-Reiz = "X" und als NoGo - Bedingung kein "X" nach Warnreiz. In der „Go"-Bedingung

mussten die Probanden so schnell wie möglich durch Tastendruck reagieren, in der „NoGo" – Bedingung sollte keine Antwort erfolgen.

Die auditiven Stimulation erfolgte in vier Bedingungen in quasizufälliger Reihenfolge: (0) Ruhe, (1) Sinus (bei Patienten Tinnitusfrequenz, bei Kontrollprobanden 7000 Hz), (2) weißes Rauschen + Sinus wie (1), (3) weißes Rauschen. Pro Block betrug die Präsentationsdauer 9,5 Sekunden Dauer, pro Bedingung erfolgten 19 Wiederholungen.

Zielvariablen waren in der Auswertung als funktionelle „Whole-Brain-Analysis" der Vergleich der Bedingungen „Rauschen > Ruhe (Scannergeräusch)", „extern appliziertes Geräusch (individuelle Tinnitusfrequenz) vor der Therapie vs. nach der Therapie" und „Aktivitätsunterschied vor und nach Therapie durch Aufmerksamkeitsaufgabe im Vergleich zu Kontrollen".

4.5 Statistische Auswertung

4.5.1 Allgemein – inferenzstatistische Auswertung

Die Auswertung der Daten erfolgte mittels des Statistikprogramms SPSS 15.0, als Signifikanzniveau wurde $p < .05$ festgelegt.

Je nach Qualität der erhobenen Daten kamen parametrische oder nonparametrische Verfahren zum Einsatz. Zu den parametrischen Verfahren zählen einfaktorielle sowie multivariate Varianzanalyse (ANOVA und MANOVA), gegebenenfalls mit Messwiederholung, t-Test für abhängige oder unabhängige Stichproben sowie die Korrelation nach Pearson. An nonparametrischen Verfahren wurden der Kruskall-Wallis-Test sowie Chi² (χ^2) – Tests verwendet.

Um Aussagen über mögliche Einflussfaktoren auf das Therapieergebnis machen zu können, wurden kategoriale Regressionsanalysen mithilfe des Programms CATREG, Version 2.1 (Data Theory Scaling System Group (DTSS) Faculty of Social and Behavioral Sciences Leiden University, The Netherlands; Datenprogramm enthalten in SPSS Version 15.0) durchgeführt.

4.5.2 Auswertung des Tinnitus-Fragebogens

Die Erfassung der Veränderungen im Tinnitus-Fragebogen wurde in verschiedener Hinsicht ausgewertet:

METHODIK DER UNTERSUCHUNG

- Absolute und relative Werte (Gesamtwert und Einzelskalen)

Zum einen flossen die gruppenspezifischen absoluten Gesamtwerte im Tinnitus-Fragebogen zu den drei Messzeitpunkten „Prä" = vor der Therapie, „Post" = unmittelbar nach der Therapie" sowie „Follow-up" = sechs Monate nach der Therapie in die Berechnung ein. Aus diesen Resultaten lassen sich unmittelbar die absoluten Veränderungen ($TF_{Prä-Post} = TF_{Prä} - TF_{Post}$; $TF_{Prä-Follow-up} = TF_{Prä} - TF_{Follow-up}$) berechnen. Da die Ausgangswerte der einzelnen Patientengruppen sehr unterschiedlich sind, bietet es sich noch an, jeweils die relative Veränderung im Verhältnis zum Prä-Wert zu berücksichtigen. Die Berechnung der relativen Werte erfolgte für die beiden Messzeitpunkte „Post" bzw. „Follow-up" nach den Formeln:

$$\Delta TF_{Prä-Post} = \frac{TF_{prä} - TF_{post}}{TF_{prä}} * 100\%$$ bzw.

$$\Delta X_{Prä-Follow-up} = \frac{TF_{Prä} - TF_{Follow-up}}{TF_{Prä}} * 100\%$$

Statistisch wurden die zeitliche Veränderung bzw. mögliche Gruppenunterschiede der absoluten TF-Werte mittels univariater (TF-Gesamtwert) Varianzanalyse (ANOVA) mit Messwiederholung (Prä – Post – Follow-up) untersucht, für die Analyse der relativen Werte kam jeweils eine einfaktorielle Varianzanalyse (ANOVA) zum Einsatz.

Bei der Analyse der Subskalen des Tinnitus-Fragebogens wurden ausschließlich die Prozentrangwerte berücksichtigt, da diese Darstellung den einfachen Vergleich des Beschwerdeprofils zu den einzelnen Messzeitpunkten ermöglicht. Durch eine multivariate (Skalenwerte) Varianzanalyse (MANOVA) mit Messwiederholung (Prä – Post – Follow-up) erfolgte die statistische Überprüfung.

- Verfahren der klinischen Signifikanz

Zusätzlich zu inferenzstatistischen Verfahren kamen auch andere, in der Psychotherapieforschung etablierte und diskutierte Verfahren der Datenauswertung zur Anwendung.

Im Rahmen dieser Konzepte der „Reliablen Veränderung" und der „Klinischen Signifikanz" wurden jeweils die Anteile der Probanden in den einzelnen Zielintervallen bestimmt und anschließend mögliche Gruppenunterschiede mit non-parametrischen Testverfahren (χ^2-Test) statistisch ausgewertet.

- *Reliable Veränderung*

Das Modell von Jacobson und Truax (1991) erlaubt die Beurteilung von *reliabler relativer* Besserung. Mithilfe dieses Vorgehens können individuelle Prä-Post – Veränderungen und nicht nur die Veränderung der gesamten Gruppe beurteilt werden. Zudem kann eine Veränderung nur dann als zuverlässig (reliabel) eingestuft werden, wenn sie größer ist, als durch zufällige Messfehler (z. B., weil die Fragen schon bekannt sind) zu erwarten wäre. Eine Messgröße für den Messfehler stellt der Standardmessfehler (englisch Standard Error, abgekürzt „SE") dar. SE kann für jeden validen psychologischen Fragebogen aus der Retestreliabilität (r_{tt}) sowie der Standardabweichung (SD) der Skalenwerte berechnet werden (Kordy & Hannöver 2000):

$$SE = SD * \sqrt{1 - R_{tt}}.$$

Veränderungen sind dann auf einem 5-%-Signifikanzniveau reliabel, wenn für den Reliable-Change-Index (RC) gilt:

$$RC = \frac{(x_{prä} - x_{post})}{\sqrt{2 * SE}} > 1{,}96$$

Ergibt sich ein Wert, der größer als 1,96 ist, kann von einer reliablen Veränderung ausgegangen werden.

Die kritische Differenz als Ausdruck für eine reliable Veränderung (Reliable Change Index) wird für den Gesamtwert des Tinnitus-Fragebogens aus den im Testmanual angegebenen Werten bestimmt (Goebel & Hiller 1998). Sie beträgt 6,1 Rohwertpunkte.

- *Klinische Signifikanz*

Neben der Bestimmung, ob eine numerische Veränderung zuverlässig ist, kommt der Beurteilung des erreichten Zustandes im Hinblick auf eine gesunde Norm in der klinischen Anwendung entscheidende Bedeutung zu. Ziel ist es zu entscheiden, ob eine Person eher zu einer gesunden Gruppe („functional group") oder zu der Gruppe der Patienten („dysfunctional group") gerechnet werden soll.

Für den Tinnitus-Fragebogen bietet es sich an, der Schweregradeinteilung zu folgen und 30 Punkte (oberer Grenzwert für „kompensierten Tinnitus" vom Schweregrad I) als Cut-off-Wert festzulegen. Patienten mit Werten von weniger als 30 Rohwertpunkten in der Gesamtskala des Tinnitus-Fragebogens zählen demnach in der vorliegenden Studie zur „functional group", Patienten mit mehr als 30 Punkten entsprechend zur „dysfunctional group".

Kordy und Hannöver (2000) stellen zur Explikation der Vorgehensweise eine grafische Darstellung des Konzeptes der klinischen Signifikanz sowie der reliablen Veränderung vor: Dazu werden in einem Koordinatensystem die Messwerte der ersten Erhebung (Prä-Werte) auf der x-Achse, die der zweiten Erhebung (Post-Werte oder Follow-up–Werte) auf der y-Achse abgetragen und für jeden Patient ein Datenpunkt eingezeichnet. Parallel zu den Achsen werden die Cut-off-Werte der klinischen Signifikanz (für den TF: 30 Punkte) in Form je einer horizontalen und vertikalen Geraden dargestellt, die Veränderungen entsprechend der reliablen Veränderung können durch die Darstellung von Diagonalen parallel zur Ursprungsgeraden im Abstand des Reliable-Change-Wertes (für den TF: 6,1 Punkte) visualisiert werden. Dadurch ergeben sich insgesamt vier Quadranten. Diesen Feldern lassen sich die insgesamt vier Möglichkeiten der klinisch bedeutsamen Veränderung zuordnen:

1. *Klinisch bedeutsame Verbesserung* (KS ⊕): In Feld I befinden sich Patienten, deren Werte zu Beginn (Prä) außerhalb (das heißt, ≥ 30 Punkte) und am Ende (Post bzw. Follow-up) innerhalb (das heißt, < 30 Punkte) des gewählten Zielintervalls liegen.
2. *Klinisch irrelevante Veränderung* (KS $\emptyset^+$): In Feld II liegen Patienten, deren Werte am Ende (Post bzw. Follow-up) (TF < 30) im Zielintervall liegen, die zu Beginn (Prä) aber auch keine höhere Belastung als den Cut-off-Wert (TF < 30) aufweisen.
3. *Klinisch nicht ausreichende Veränderung* (KS $\emptyset^-$): In Feld III liegen die Werte, die zu beiden Messzeitpunkten (Prä, Post bzw. Follow-up) außerhalb des Zielintervalls (TF≥ 30 Punkte) liegen. An der Diagonale können Patienten unterschieden werden, die eine Verbesserungs- bzw. Verschlechterungstendenz aufweisen.
4. *Klinisch bedeutsame Verschlechterung* (KS ⊖): In Feld IV liegen die Personen, deren Werte zu Beginn (Prä) im Vergleich zur Referenz-

gruppe unauffällig waren (TF< 30 Punkte), die aber am Ende (Post bzw. Follow-up) außerhalb des Zielintervalls liegen (TF ≥ 30 Punkte). Die Ergebnisse entsprechend den Kriterien der reliablen Veränderung können an den Diagonalen abgelesen werden: *Keine reliable Veränderung* (RC ∅) ergibt sich demnach für Werte, die innerhalb des Intervalls von ± 6,1 Punkten um die Diagonale liegen (< 6,1 Punkte Änderung), eine *reliable Verschlechterung* (RC ⊖) wird von Werten angezeigt, die oberhalb der Diagonalen liegen (> + 6,1 Punkte Verschlechterung) und eine *reliable Verbesserung* (RC ⊕) liegt vor, wenn die Werte unterhalb der Diagonalen liegen (> - 6,1 Punkte Verbesserung).

Abbildung 4-2 zeigt beispielhaft die Veränderungen der n = 20 Patienten der Pilotstudie zur Überprüfung des *Heidelberger Modells bei chronischem Tinnitus* (Argstatter et al. 2007) (▲ = Musiktherapiegruppe, ○ = Kontrollgruppe) unter Verwendung der Skala „TF-Gesamtwert" (Minimum = 0, Maximum = 84) des Tinnitus-Fragebogens (Goebel & Hiller 1998).

Demnach haben sich in der Therapiegruppe sieben Patienten klinisch bedeutsam verbessert. Drei Patienten haben sich klinisch nicht ausreichend verbessert, in zwei dieser Fälle konnte jedoch eine reliable Verbesserung erreicht werden. In der Kontrollgruppe trat bei zwei Patienten eine klinisch bedeutsame Verbesserung ein, die übrigen Patienten waren klinisch unverändert. In vier Fällen der Kontrollgruppe konnte eine reliable Verbesserung beobachtet werden, in zwei Fällen eine reliable Verschlechterung, und die Werte von zwei Kontroll-Probanden blieben konstant.

METHODIK DER UNTERSUCHUNG

Abbildung 4-2: Grafische Darstellung der Pilotstudienergebnisse (Argstatter et al. 2007)

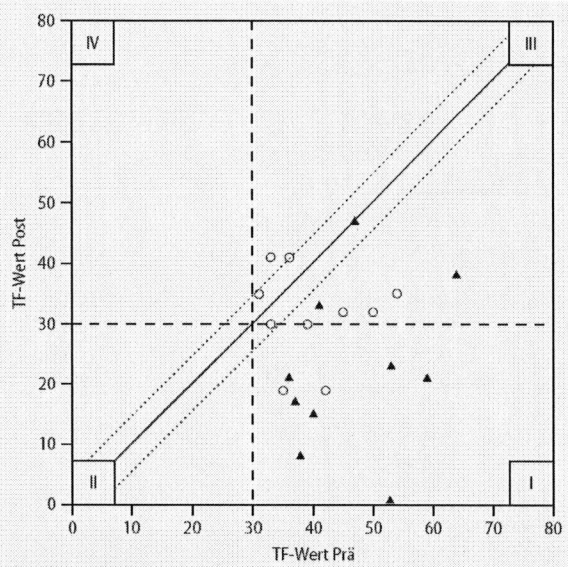

Legende: ▲ = Musiktherapiegruppe, ○ = Kontrollgruppe.

Die *klinische Signifikanz* zeigen die 4 Quadranten: I = klinisch bedeutsame Verbesserung, II = klinisch irrelevante Veränderung, III = klinisch nicht ausreichende Veränderung, IV = klinisch bedeutsame Verschlechterung.

Die *reliable Veränderung* (=Veränderung um 6,1 Punkte), wird durch die Diagonalen dargestellt: Werte innerhalb der Diagonalen: keine reliable Veränderung, Werte oberhalb der Diagonalen: reliable Verschlechterung, Werte unterhalb der Diagonalen: reliable Verbesserung

4.5.3 Auswertung von SCL-90-R und HADS

In die Auswertung der Symptom-Check-List nach Derogatis (SCL-90-R) gingen jeweils die in T-Werte umgerechneten Skalenwerte aller Einzelskalen ein. Die statistische Auswertung erfolgte mittels multivariater Varianzanalyse (MAVOVA) mit Messwiederholung („Prä" = vor der Therapie vs. „Post" = nach der Therapie).

Bei der Hospital Anxiety and Depression Scale (HADS) wurden die Rohpunktwerte der beiden Subskalen „Angst" und „Depression" mit einer multivariaten (zwei Skalen) Varianzanalyse (MANOVA) mit Messwiederholung („Prä" vs. „Post") eruiert. Überdies wurde die Verteilung der Probanden auf die drei Schweregrad-Gruppen entsprechend der Cut-off-Einteilung nach Zigmond & Snaith (1995) errechnet und mittels χ^2-Test auf mögliche Gruppenunterschiede geprüft.

4.5.4 Auswertung der fMRT-Daten

Die erhobenen MRT Daten wurden mittels Statistical Parametric Mapping SPM99 (erhältlich über http://www.fil.ion.ucl.ac.uk/spm/) ausgewertet. Dabei kamen t-Tests für unabhängige Kollektive bei Vergleich zwischen Gruppen und gepaarte t-Tests für Vergleiche zwischen Bedingungen sowie 2 x 2-Varianzanalysen für den Vergleich zwischen Bedingungen und Gruppen zum Einsatz. Korrelationen wurden mittels Multiple-Regression-Analysis berechnet.

5 Ergebnisse

5.1 Stichprobenbeschreibung

- *Soziodemografische Daten*

Die Probanden waren zu 62 % männlich und durchschnittlich 49,9 ± 13,3 Jahre (Minimum 18 Jahre, Maximum 83 Jahre, ANOVA $F(5, 126) = 3{,}32$, $p > .100$) alt. Rund 63 % der Probanden sind verheiratet und rund 67 % haben Kinder. Die Schulbildung ist mit Mittelschulabschluss oder Studium als höchsten Abschluss hoch, und 65 % der Probanden waren zum Zeitpunkt der Therapie berufstätig (mit 59 % überwiegend im Angestellten- oder Beamtenverhältnis). Zwischen den einzelnen Gruppen ergaben sich keinerlei statistische Unterschiede (χ^2-Test (df = 5), alle $p > .100$). Die exakte Aufstellung der soziodemographischen Daten ist im Anhang aufgeführt.

- *Audiometrische Daten und Tinnitusätiologie*

Die untersuchten Tinnituspatienten weisen eine Hochtonschwerhörigkeit ab etwa 3000 Hz auf, wie in Abbildung 5-1 zu sehen ist. Die untersuchten Gruppen unterscheiden sich dabei bei keiner der im Audiogramm erfassten Frequenzen (ANOVA, $p > .10$), sodass von einer relativ homogenen Gruppe ausgegangen werden kann. Insgesamt konnte bei 52 % der Probanden eine beidseitige, bei 16 % der Probanden eine einseitige Hochtonschwerhörigkeit (Hörverlust > 20dB bei mindestens drei der Frequenzen ab 3000 Hz) festgestellt werden. Rund 34 % der Probanden wiesen eine beidseitige, etwa 16 % eine einseitige Schwerhörigkeit im Sprachbereich (> 20 dB Hörminderung bei mindestens einer der Frequenzen 0 - 2000 Hz) auf. Zwischen den untersuchten Gruppen bestehen keine statistischen Unterschiede (χ^2-Test: Schwerhörigkeit $p = .320$, Hochtonschwerhörigkeit $p = .551$).

Die ätiologischen Faktoren erklären diesen Befund, da bei der überwiegenden Mehrzahl der Probanden mindestens eine audiologische Ursache (insbesondere Innenohrschwerhörigkeit oder Hörsturz) als (mit-)auslösender Faktor der Tinnitusentstehung vermutet wird (Tabelle 5-1).

ERGEBNISSE

Die untersuchten Gruppen unterscheiden sich in der relativen Häufigkeit der einzelnen Diagnosegruppe nicht (χ^2-Test, alle p > .100).

Abbildung 5-1: Gemitteltes Audiogramm der Tinnituspatienten

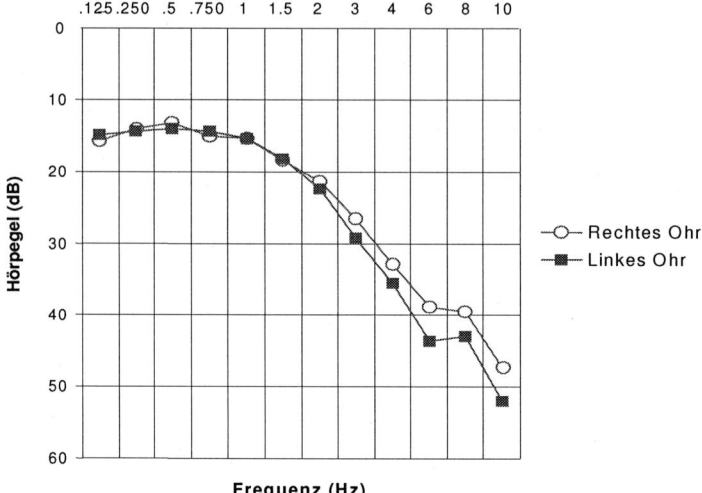

Tabelle 5-1: Ätiologie des Tinnitus laut ärztlicher Diagnosestellung (Mehrfachnennungen möglich)

Audiologische Ursache		Orthopädische Ursache		Sonstiges	
Innenohr-Schwerhörigkeit	39,5 %	Halswirbelsäule	14,3 %	"Idiopathisch"	32,8 %
Hörsturz	29,4 %	Schädel-Hirn-Trauma	3,4 %	erbliche Belastung	4,2 %
Knalltrauma	6,7 %	Kieferproblematik	2,5 %	Ototoxisch	1,7 %
Lärmbelastung	6,7 %				
Otitis media	4,8 %				
Otosklerose	1,0 %				
Morbus Menière	1,0 %				
Gesamt	83,2 %	Gesamt	20,2 %	Gesamt	39 %

- *Dauer der Erkrankung*

Durchschnittlich litten die Probanden zum Zeitpunkt der Aufnahmenuntersuchung seit 7,5 ± 7,1 Jahren unter ihrem Tinnitus, minimal sechs Monate und maximal 35 Jahre. Zwischen den Probanden lassen sich keine statistisch relevanten Unterschiede feststellen (ANOVA: p = .399).

- *Tinnitusqualität*

In den Ausschreibungen und Medienberichten über die Therapie und von den kooperierenden Ärzten wurde explizit darauf hingewiesen, dass die Therapie ausschließlich für Patienten mit tonalem Tinnitus geeignet ist. Entsprechend wurde auch bei über 90 % der Patienten in der audiologischen Untersuchung ein tonaler Charakter des Tinnitus festgestellt, der von den Patienten subjektiv als „Klingeln, klarer Ton, Pfeifen, Summen, Grillenzirpen, Hochspannungsleitung" beschrieben und audiometrisch als Sinuston oder Schmalbandrauschen identifiziert wurde.

Abbildung 5-2: subjektive Klangqualität des Tinnitus (Mehrfachnennungen möglich)

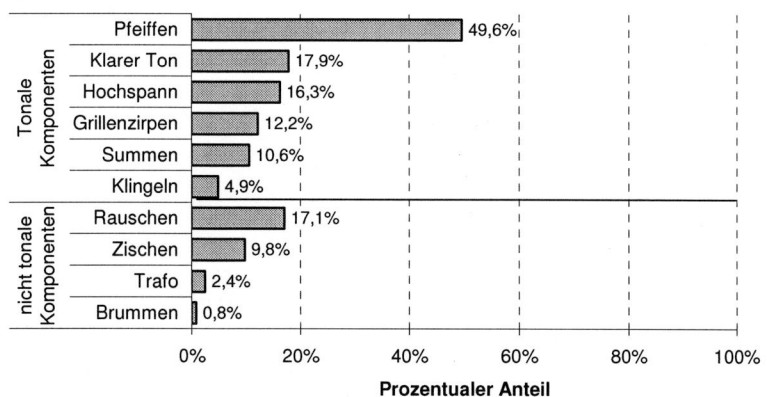

Rund 28 % der Probanden gaben zusätzlich nicht-tonale Komponenten (Rauschen Brummen, Zischen, Klicken) an und 8 % der behandelten Patienten hören nicht nur einen einzigen Tinnitus, sondern mehrere Töne oder eine Kombination aus Tönen und Geräuschen. In diesem Fall wurde zunächst die tonale Komponente der Ohrgeräusche identifiziert und dann der jeweils subjektiv der für den Patienten am meisten belastende Ton in der Therapie behandelt. Die behandelten Therapiegruppen unterscheiden sich untereinander nicht signifikant in der Verteilung der Tonqualität (χ^2-Test, alle p > .100).

- *Tonhöhe*

Die Tinnitustöne der Patienten haben laut audiometrischer Bestimmung durch die HNO-Klinik Heidelberg im Durchschnitt eine Frequenz von rund 6000 Hz (rechtsseitiger Tinnitus: 5916 ± 2886 Hz, linksseitiger Tinnitus 6085 ± 2744 Hz). Die Überprüfung der Frequenz mittels des Sinusgenerators bei der Erstellung des musikalischen Tinnitusäquivalents ergab mit 5102 ± 2475 Hz eine etwas niedrigere mittlere Frequenz, der Unterschied wird allerdings statistisch nicht signifikant (T-Test-Vergleiche, alle p > .050). Zwischen audiometrischem Tinnitus und Tinnitusäquivalent vom Sinusgenerator ergeben sich zudem hoch signifikante Korrelationen (rechtsseitige Tinnitusfrequenz: r= .62, p < .01, linksseitige Tinnitusfrequenz: r .67, p < .01), das heißt, die Erstellung des Tinnitusäquivalents ist zuverlässig möglich.

- *Lautstärke*

Insgesamt erreichen die Ohrgeräusche eine absolute Lautstärke zwischen 46,9 ± 22,5 dB (rechtsseitiger Tinnitus) und 51,3 ± 23,4 dB (linksseitiger Tinnitus). Die audiometrisch ermittelte Lautstärke des Tinnitus hängt eng mit der Hörschwelle im Bereich der Tinnitusfrequenz zusammen (Kruskall-Wallis-Test: p < .01). Berücksichtigt man daher die Hörminderung der Tinnituspatienten im Bereich des Tinnitustons, reduziert sich die relative Lautstärke des Tinnitus auf rund 11,2 ± 7,4 dB. Auch hier kann zwischen den untersuchten Gruppen in der varianzanalytischen Überprüfung kein Unterschied festgestellt werden (rechtsseitiger Tinnitus: p = .654, linksseitiger Tinnitus: p = .275).

- *Therapeutische Ansätze vor der Musiktherapie*

Therapeutische Ansätze im Vorfeld der Musiktherapie wurden nur bei den eingeschlossenen Patienten erhoben. Demnach hatten diese Patienten im Durchschnitt vor der Musiktherapie etwa zwei andere Therapieformen ausprobiert. Lediglich 7,3 % der behandelten Patienten hatten keinerlei Vortherapien.

Abbildung 5-3: Therapieversuche aller behandelten Patienten vor Beginn der Therapie (in Prozent)

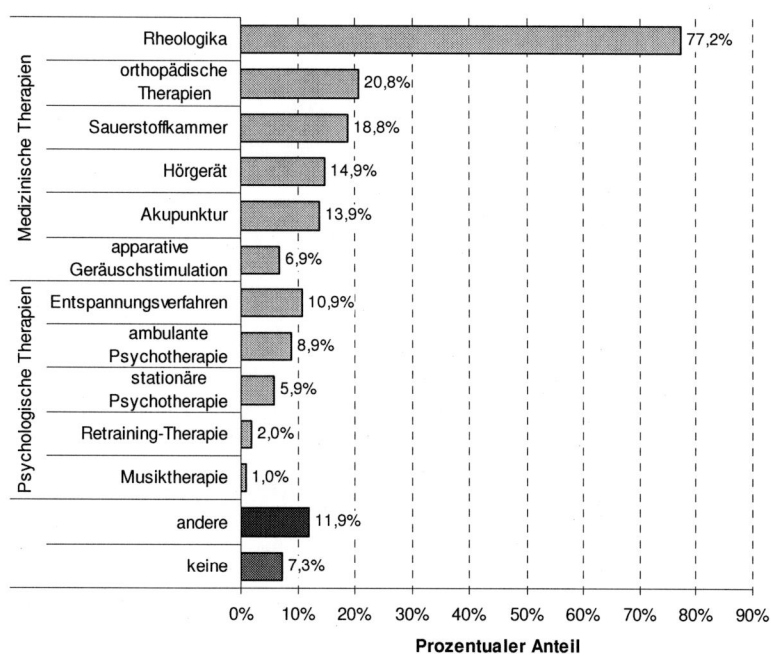

Die am häufigsten angewandte Therapieform war mit rund 77 % Behandlung in Form von Infusionen (Hydroxyethylstärke, Pentoxifyllin, Kortikoide) und/oder Tabletten (Pentoxifyllin, Ginkgo Biloba).

Obwohl bei rund zwei Dritteln der Patienten eine Hochtonschwerhörigkeit vorliegt, waren lediglich rund 15 % mit einem Hörgerät versorgt, weitere 7 % hatten einen Therapieversuch mit einem apparativen Geräuschgenerator (Noiser, Masker, Tinnitusinstrument) hinter sich.

Rund 28 % der Probanden hatten an einer oder mehreren psychologischen Therapien (ambulante oder stationäre Psychotherapie, Entspannungsverfahren oder Tinnitus-Retraining-Therapie) teilgenommen.

Aufgrund einer vermuteten somatischen Ursache des Tinnitus wurde von rund 21 % der Probanden eine orthopädische oder kieferorthopädische Vorbehandlung, wie Physiotherapie („Krankengymnastik", physikalische Therapie), manuelle Therapie (Ostheopathie, Chiropraktik, Kraniosakraltherapie, Massagen) oder zahnmedizinische Therapien (Aufbissschiene, Zahn- oder Kieferfehlstellungskorrektur) angegeben.

Unter „anderen" Therapieformen, die von knapp 12 % der Patienten genannt wurden, sind Verfahren wie Soft-Laser-Therapie, Neuraltherapie, kommerzielle Tinnitusgeräte (wie Ti-Ex oder Tinnicur), sowie naturheilkundliche Verfahren, wie Homöopathie subsumiert.

Zwischen den untersuchten Gruppen konnten auch hier keine signifikanten Unterschiede festgestellt werden (χ^2-Test, alle p > .100).

- *Musikalische Sozialisation*

Abbildung 5-4: Musikalische Sozialisation der Tinnituspatienten (musikalische Aktivitäten, Musikkonsum, allgemeine Bedeutung von Musik)

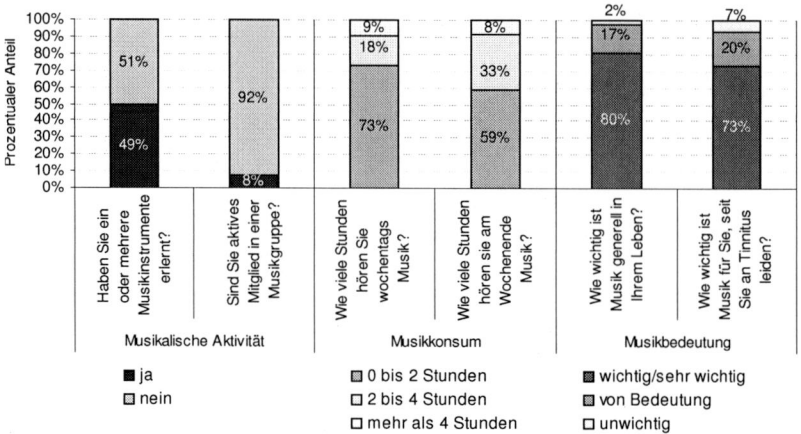

Da die Patienten an einer musiktherapeutischen Behandlung teilnahmen, wurde im Vorfeld die musikalische Sozialisation erfasst (vgl. Abbildung 5-4).

Dabei zeigt sich, dass etwa die Hälfte aller Probanden (49 %) ein oder mehrere Musikinstrumente erlernt hat, aktuell aber nur ein sehr geringer Anteil der Probanden (weniger als 10 %) aktiv musiziert. Auch der rezeptive Musikkonsum ist relativ gering: Unter der Woche hören rund drei Viertel der Probanden weniger als zwei Stunden Musik (Radio, CD, MP3, Musikvideos), 18 % geben an, zwei bis vier Stunden täglich Musik zu hören und 9 % mehr als vier Stunden. Am Wochenende erhöht sich der Musikkonsum signifikant ($\chi^2(16) = 88,5$, $p < .01$), da nur rund 60 % der Probanden weniger als 2 Stunden Musik hören, aber rund ein Drittel zwei bis vier Stunden. Musik an sich spielt für die meisten Probanden (80 %) generell eine wichtige oder sehr wichtige Rolle, nur für 2 % ist Musik unwichtig. Wenn man erfragt, welche Bedeutung Musik für die Probanden seit Beginn des Tinnitus hat, verringert sich die Bedeutung ein wenig – für 7 % der Probanden ist Musik unwichtig und nur 73 % messen Musik eine große oder sehr große Bedeutung zu.

5.2 Ergebnisse zu Hypothesen 1 und 2 – Teilstudie 1: *psychologische Variablen*

5.2.1 Teilstudie 1 - Ergebnisse zu den Hypothesen 1: *Subjektive Tinnitusbelastung*

Tabelle 5-2: Teilstudie 1 – Relative und absolute Veränderung des Gesamtwert im Tinnitus-Fragebogen

	Vor der Therapie	Nach der Therapie	Sechs Monate Follow-up	Absolute Änderung Prä-Post	Relative Änderung Prä-Post	Absolute Änderung Prä-FU	Relative Änderung Prä-FU
Standardtherapie "Teilstudie 1"	41,2 ± 10,5	24,3 ± 10,8	22,9 ± 11,5	16,9 ± 1,8	41,0 %	18,3 ± 2,8	44,4 %
Kompakttherapie "Teilstudie 1"	39,5 ± 10,6	27,2 ± 10,8	24,4 ± 12,2	12,5 ± 3,7	31,1 %	15,3 ± 3,5	38,5 %
Kurzzeittherapie "Leichte"	22,4 ± 9,1	14,1 ± 7,7	12,5 ± 8,0	8,3 ± 1,4	37,2 %	9,9 ± 2,3	44,2 %
Kontrollgruppe	40,8 ± 10,4	37,7 ± 9,9	35,3 ± 11,9	3,1 ± 0,5	7,6 %	5,5 ± 1,5	13,4 %

(Wertebereich 0 – 84); Dargestellt sind die Rohpunkte (MW ± SD) zu den Zeitpunkten Prä, Post und Follow-up, sowie die relative (Prozent) und absolute Änderung (MW ± SD) im Vergleich Prä-Post und Prä – Follow-up.

- Ergebnisse zu Hypothese 1-1: *Absolute Reduktion des Gesamtwerts im Tinnitus-Fragebogen*

In allen untersuchten Therapiegruppen von Teilstudie 1 (Standardtherapie, Kompakttherapie, Kurzzeittherapie und psychologische Kontrollgruppe) ist ein deutlicher Rückgang der Symptombelastung, erhoben mittels des Tinnitus-Fragebogens (TF, Goebel & Hiller 1998), zu erkennen.

Die statistische Überprüfung mittels einfaktorieller Varianzanalyse mit Messwiederholung ergibt entsprechend auch einen hochsignifikanten Haupteffekt Zeit ($p < .01$). Dabei bleiben die Ergebnisse, die unmittelbar nach der Therapie erreicht wurden bis zur Nachuntersuchung nach sechs Monaten stabil oder verbessern sich sogar noch weiter, wie auch statistische

Analysen mit Scheffé post-hoc Tests unterstreichen (Reduktion Prä-Post bzw. Prä – Follow-up: $p < .05$, Vergleich Post – Follow-up: $p > .999$).

Abbildung 5-5: Teilstudie 1 – Absolute Werte im Tinnitus-Fragebogen zu den drei Zeitpunkten Prä, Post und Follow-up

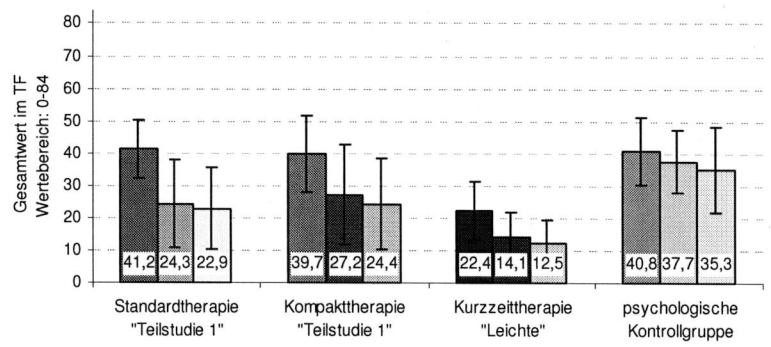

Dargestellt sind Mittelwerte und Standardabweichung

Allerdings unterscheiden sich die einzelnen Interventionsformen in ihrer Effektivität ($p < .05$): Zum einen konnten die Patienten der psychologisch betreuten Kontrollgruppe insgesamt nicht so stark von der Therapie profitieren, wie die musiktherapeutisch behandelten Patienten, sodass sich im Vergleich zu allen musiktherapeutisch behandelten Gruppen, sowohl den „stärker" belasteten Gruppen „Standardtherapie" und „Kompakttherapie", als auch den „leicht" belasteten Patienten („Kurzzeittherapie"), ein signifikanter Gruppenunterschied (Scheffé post-hoc Tests: alle $p < .050$) ergibt.

Innerhalb der musiktherapeutisch behandelten Gruppen hängen die absoluten Veränderungen von der Interventionsform ab: Da die weniger belasteten Patienten einen geringeren Ausgangswert im Tinnitus-Fragebogen aufwiesen, konnten sie auch nur eine vergleichsweise geringere absolute Verbesserung erzielen. Dieser Unterschied wird erwartungsgemäß auch im Vergleich zu den musiktherapeutischen Behandlungen „Standardtherapie" und „Kompakttherapie" statistisch signifikant (Scheffé post-hoc Tests: $p < .05$). Ein

Gruppenunterschied zwischen Standardtherapie und Kompakttherapie kann statistisch nicht nachgewiesen werden (ANOVA post-hoc Test, p > .950).

- Ergebnisse zu Hypothese 1-2: *Relative Reduktion des Gesamtwerts im Tinnitus-Fragebogen*

Alle musiktherapeutisch behandelten Patienten (unabhängig von der Interventionsform), erreichen im Vergleich zum Ausgangswert unmittelbar nach der Therapie eine mittlere relative Reduktion der Fragebogenwerte von über 30 % und von mehr als 38 % zum Follow-up Zeitpunkt nach 6 Monaten.

Abbildung 5-6: Teilstudie 1 – Relative Veränderung im Tinnitus-Fragebogen zu den beiden Zeitpunkten Prä vs. Post und Prä vs. Follow-up im Vergleich der einzelnen Untersuchungsgruppen;

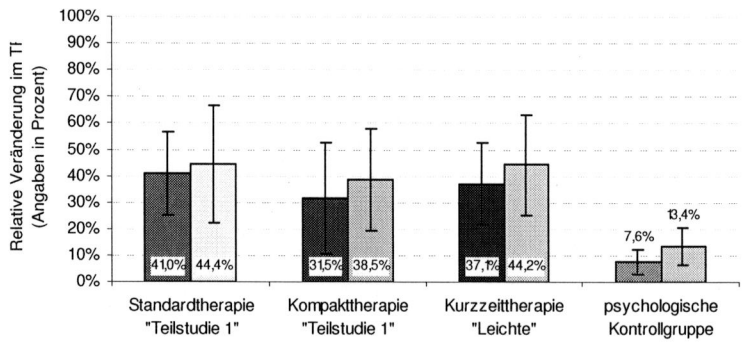

Dunkel = Prä (vor der Therapie) vs. Post (nach der Therapie),
Hell = Prä (vor der Therapie) vs. Follow-up (6 Monate nach der Therapie)
Dargestellt sind Mittelwerte und Standardabweichung.

In der Kontrollgruppe kann hingegen lediglich eine Reduktion um rund 7,6 % Punkte im Vergleich Prä-Post und um rund 13,4 % im Vergleich Prä-Follow-up erreicht werden. Statistisch lassen sich diese Zusammenhänge mit einer einfaktoriellen Varianzanalyse durch einen hochsignifikanten Gruppenunterschied (Prä – Post: $p < .01$, Prä – Follow-up: $p < .01$) belegen, der ausschließlich auf die größere Reduktion in den musiktherapeutisch behandelten Gruppen im Verhältnis zur psychologisch betreuten Kontrollgruppe zurückzuführen ist (Scheffé post –hoc Test: alle $p < .01$). Die musik-

ERGEBNISSE

therapeutisch betreuten Gruppen unterscheiden sich hingegen untereinander nicht signifikant (Scheffé post-hoc Tests: alle p > .850).

- **Ergebnisse zu Hypothese 1-3:** *Reduktion der Einzelskalen im Tinnitus-Fragebogen*

Eine Analyse der Einzelskalen des Tinnitus-Fragebogens bekräftigt die Ergebnisse des TF-Gesamtwerts. In Abbildung 5-7 sind die Skalenwerte grafisch dargestellt, die numerischen Skalenwerte sind tabellarisch im Anhang aufgeführt.

Abbildung 5-7: Teilstudie 1 – Prozentrangwerte der Einzelskalen des Tinnitus-Fragebogens im Zeitverlauf (Prä – Post – Follow-up)

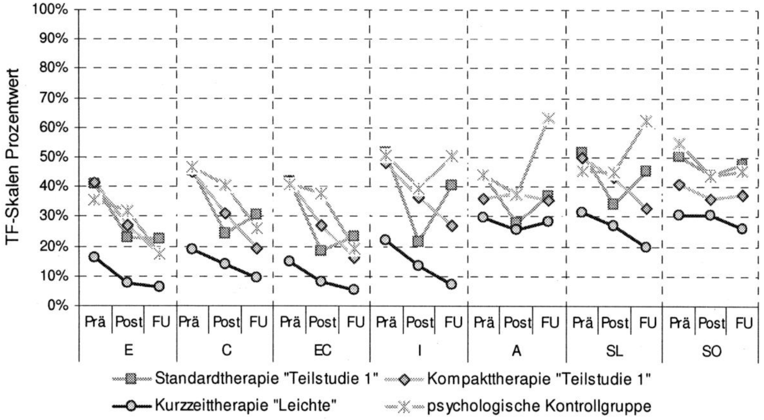

Dargestellt sind Mittelwerte, aus Gründen der Übersichtlichkeit wurde auf Standardabweichungen verzichtet

Insgesamt kann eine signifikante Verbesserung der Subskalenwerte im Vergleich vor (Prä) vs. nach der Therapie (Post und Follow-up) nachgewiesen werden (p < .05). Diese zeitliche Veränderung ist unabhängig von der Gruppenzugehörigkeit (p = .514), da in allen Gruppen eine signifikante Reduktion im TF erzielt werden konnte.

Differenziertere Analysen mittels Scheffé post-hoc Tests zeigen jedoch, dass nicht auf allen Subskalen eine signifikante Veränderung erreicht werden konnte, dass sich primär die Skalenwerte „E = Emotionale Probleme", „C = Kognitive Probleme", „E + C = psychische Probleme" und „I

101

= Intrusiveness (Penetranz)" im Vergleich „vor der Therapie (Prä)" zu „unmittelbar nach der Therapie (Post)" signifikant reduzieren (alle p < .05). Zwischen der Messung unmittelbar nach der Therapie und dem sechs-Monats-Follow-up bestehen für diese Skalen keine signifikanten Unterschiede (alle p > .600). Auffällig ist, dass die Skalenwerte „A = Hörprobleme" und „Sl = Schlafprobleme" in der psychologisch betreuten Kontrollgruppe nach sechs Monaten sogar über dem Ausgangsniveau liegen. Trotzdem konnten auf den Skalen „A", „Sl" und „So = Somatische Probleme" keinerlei signifikante Veränderungen im Zeitverlauf nachgewiesen werden, weder unmittelbar nach der Therapie noch zum Follow-up Zeitpunkt (alle p > .095).

Die Therapiegruppen unterscheiden sich auf allen Subskalen zu allen Zeitpunkten signifikant voneinander (p < .01), da die Patienten der Gruppe „Kurzzeittherapie – Leichte" durchgängig niedrigere Werte aufweisen, als die anderen Probanden (Scheffé post-hoc Tests: alle p < .05). Eine Ausnahme stellt die Skala „A = Hörprobleme" dar, auf der alle Probanden ähnliche Werte erzielen (Scheffé post-hoc Tests: alle p > .100). Zwischen den stärker belasteten Gruppen „Standardtherapie Teilstudie 1", „Kompakttherapie Teilstudie 1" und der „psychologischen Kontrollgruppe" kann kein Gruppenunterschied festgestellt werden (Scheffé post-hoc Tests: alle p > .100).

- Ergebnisse zu Hypothese 1-4: *reliable Veränderung / klinische Signifikanz*

Die Anwendung der Verfahren der reliablen Veränderung (reliable Change = „RC") und der klinischen Signifikanz („KS") zeigt, dass die musiktherapeutisch behandelten, „stärker" belasteten Patienten (Standardtherapie Teilstudie 1 und Kompakttherapie, Teilstudie 1) mit mehr als 80 % reliabler und knapp 60 % klinisch signifikanter Verbesserung sehr stark von der Therapie profitieren – insbesondere da diese hohe Quoten auch über das Ende der Therapie hinaus stabil bleiben. Auch in der „leichter" belasteten Therapiegruppe „Kurzzeittherapie – Leichte" erlangen rund 60 % der Probanden eine reliable Veränderung. Definitionsgemäß lagen die meisten der „Leichten" Patienten bereits vor Beginn der Therapie im unauffälligen Bereich, sodass nur bei drei Probanden eine klinisch signifikante Veränderung erzielt werden konnte.

Tabelle 5-3: Teilstudie 1 – Anteil der Patienten mit reliabler bzw. klinisch signifikanter Veränderung zu den beiden Vergleichszeitpunkten „Prä-Post" und „Prä-FU"

		Reliable Veränderung			Klinische Signifikanz			
		RC ⊕	RC ∅	RC ⊖	KS ⊕	KS ∅⁺	KS ∅⁻	KS ⊖
Prä – Post	Standard Teilst. 1	83 % (n = 25)	17 % (n = 5)	---	57 % (n = 17)	13 % (n = 4)	30 % (n = 9)	---
	Kompakt Teilst. 1	83 % (n = 20)	17 % (n = 4)	---	54 % (n = 13)	13 % (n = 3)	33 % (n = 8)	---
	„Leichte" Teilst. 1	59 % (n = 10)	41 % (n = 7)	---	18 % (n = 3)	76 % (n = 13)	6 % (n = 1)	---
	Kontrolle Teilst. 1	44 % (n = 7)	19 % (n = 3)	38 % (n = 6)	13 % (n = 2)	6 % (n = 1)	75 % (n = 12)	6 % (n = 1)
Prä – Follow-up	Standard Teilst. 1	88 % (n = 23)	8 % (n = 2)	4 % (n = 1)	58 % (n = 15)	12 % (n = 3)	31 % (n = 8)	---
	Kompakt Teilst. 1	82 % (n = 18)	14 % (n = 3)	5 % (n = 1)	59 % (n = 13)	9 % (n = 2)	27 % (n = 6)	5 % (n = 1)
	„Leichte" Teilst. 1	65 % (n = 11)	35 % (n = 6)	---	18 % (n = 3)	76 % (n = 13)	6 % (n = 1)	---
	Kontrolle Teilst. 1	44 % (n = 7)	25 % (n = 4)	31 % (n = 5)	13 % (n = 2)	6 % (n = 1)	75 % (n = 12)	6 % (n = 1)

Legende:
RC = **Reliable Change** = **Reliable Veränderung** (mehr als ± 6,1 Punkte im Vergleich zum Ausgangswert)
RC ⊕ = reliable Verbesserung (mehr als minus 6,1 Punkte)
RC ∅ = keine reliable Veränderung (weniger als ± 6,1)
RC ⊖ = reliable Verschlechterung (mehr als plus 6,1 Punkte)
KS = **Klinisch signifikante Veränderung** ➔
KS ⊕ = klinisch signifikante Verbesserung (TF-Prä > 30 Punkte, TF-Post /-Follow-up ≤ 30 Punkte),
KS ∅⁺ = klinisch irrelevante Veränderung (funktionale Gruppe) (TF-Prä und TF-Post / Follow-up ≤ 30 Punkte)
KS ∅⁻ = klinisch irrelevante Veränderung (dysfunktionale Gruppe), (TF-Prä und TF-Post / Follow-up > 30 Punkte)
KS ⊖ = klinisch signifikante Verschlechterung (TF-Prä ≤ 30 Punkte, TF-Post /-Follow-up > 30 Punkte),
Prä = vor der Therapie, *Post* = unmittelbar nach der Therapie, *Follow-up* = 6 Monate nach der Therapie

In der psychologisch betreuten Kontrollgruppe wurde hingegen unabhängig vom Zeitpunkt bei 44 % der Probanden eine reliable Verbesserung und bei

38 % eine reliable Verschlechterung beobachtet. Bei Anwendung der Kriterien der klinischen Signifikanz verblieben 75 % in der dysfunktionalen Gruppe. Lediglich zwei Probanden verbesserten sich unmittelbar nach Ende der Therapie klinisch signifikant und verblieben dann auch in der funktionalen Gruppe - ein Wert, der deutlich unter der Quote der musiktherapeutisch behandelten Gruppen „Standardtherapie Teilstudie 1" und „Kompakttherapie Teilstudie 1" liegt.

Statistisch spiegeln sich diese Zusammenhänge im Bereich der reliablen Veränderung im hochsignifikanten Gruppenunterschied zwischen allen Gruppen (χ^2-Test: $p < .01$, Prä-Follow-up: $p < .05$) wieder, der aber ausschließlich auf den Unterschied zwischen den Musiktherapiegruppen und der psychologischen Kontrollgruppe zurückzuführen ist, da sich die musiktherapeutisch behandelten Gruppen nicht unterscheiden (χ^2-Test: Prä-Post: $p > .100$, Prä-Follow-up: $p > .095$). Auch in Bezug auf die Ergebniskriterien der klinischen Signifikanz zeigt sich ein signifikanter Gruppenunterschied (χ^2-Test: Prä-Post Vergleich $p < .01$, Prä-Follow-up Vergleich: $p < .01$), der auf die Überlegenheit der Musiktherapiegruppen „Standardtherapie" und „Kompakttherapie" gegenüber der psychologischen Kontrollgruppe und der Gruppe der leicht belasteten Patienten der „Kurzzeittherapie" zurückzuführen ist.

Die folgenden Abbildungen zeigen die Ergebnisse in Form von Scatter-Plots.

Abbildung 5-8: Teilstudie 1 – Scatter-Plot Darstellung der Werte Tinnitus-Fragebogen im Gruppenvergleich

Vergleich Prä-Post (vor der Therapie vs. nach der Therapie)

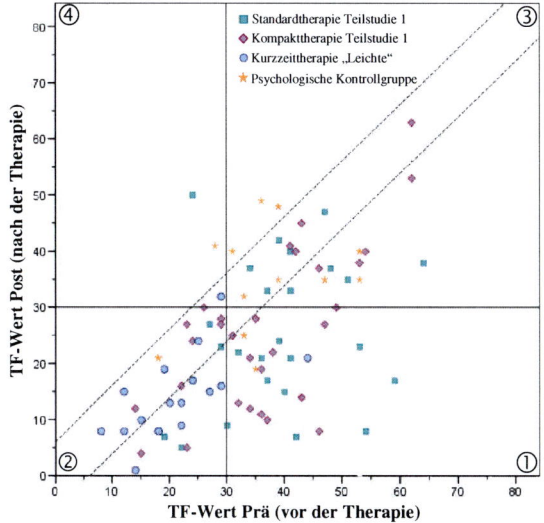

Vergleich Prä-Follow-up (vor der Therapie vs. 6 Monate nach der Therapie)

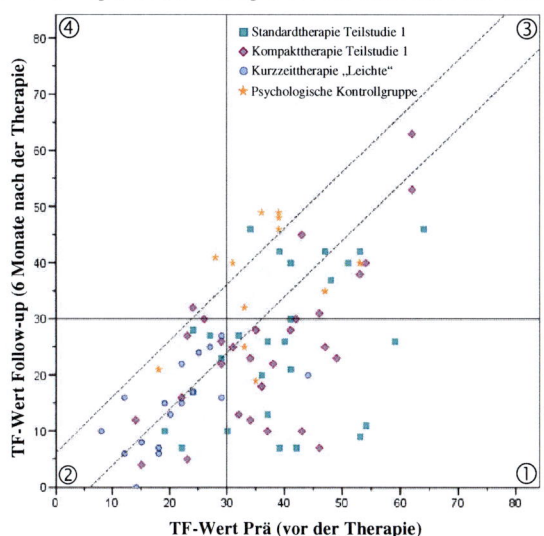

ERGEBNISSE

- Zusammenhänge zwischen relativer und absoluter Veränderung

Um mögliche Zusammenhänge zwischen der relativen und der absoluten Veränderung und den Prä- bzw. Post-Werten der Therapie zu ermitteln, wurden die jeweiligen Korrelationen nach Pearson berechnet.

Tabelle 5-4: Teilstudie 1 – Korrelation zwischen den absoluten Werten Tinnitus-Fragebogen (vor bzw. nach der Therapie) sowie zwischen den absoluten und relativen Veränderungen im Prä-Post – Vergleich

		TF Post-Wert (nach der Therapie)	Absolute Änderung Prä-Post	Relative Änderung Prä-Post
TF Prä-Wert (vor der Therapie)	r	,50	-,48	0,14
	p	.000	.000	.12
TF Post-Wert (nach der Therapie)	r		,52	-,68
	p		.000	.000
Absolute Änderung Prä-Post	r			-,83
	p			.000

r = Korrelation nach Pearson, p = Signifikanz

Damit konnte nachgewiesen werden, dass die absolute Veränderung und der absolute Endwert im Tinnitus-Fragebogen eng mit der Ausgangsbelastung im Tinnitus-Fragebogen zusammenhängen, während für die relative Veränderung kein derartiger Zusammenhang gefunden werden konnte; die relative Veränderung ist somit unabhängig vom Ausgangswert.

- Ergebnisse zu Hypothese 1-5: *Reduktion der Belastung laut VAS*

Ein häufig verwendetes Messinstrument zur Erfassung der subjektiven Tinnitusbelastung sind visuelle Analogskalen. Da die interindividuelle Variabilität sehr hoch ist, eignen sich Visuelle Analogskalen bei Gruppenmittelwertbildung nur als grobes Screening-Instrument. Um die Ergebnisse der vorliegenden Studie aber auch mit anderen Studien vergleichen zu können, die den Therapieerfolg primär mittels VAS ermittelt haben, werden die Ergebnisse auch hier präsentiert (siehe Abbildung 5-9 und Anhang).

Die stärker belasteten Patienten der Gruppen „Standardtherapie Teilstudie 1", „Kompakttherapie Teilstudie 1" geben die subjektive Belastung durch den Tinnitus vor Beginn der Therapie im Mittel mit etwas mehr als sechs Punkten an, die Probanden der „psychologischen Kontrollgruppe" und die „leicht" belasteten Patienten mit je knapp fünf Punkten. Nach Abschluss der Therapie sind die Werte in den musiktherapeutisch behandelten Gruppen unabhängig von der Therapieform signifikant gesunken ($p < .01$) und verbleiben auch zum Follow-up-Zeitpunkt in diesem Wertebereich (Scheffé post-hoc: $p = .102$).

Abbildung 5-9: Teilstudie 1 – Entwicklung der Werte laut VAS „Wie stark ist Ihr Tinnitus aktuell (0- 10)?"

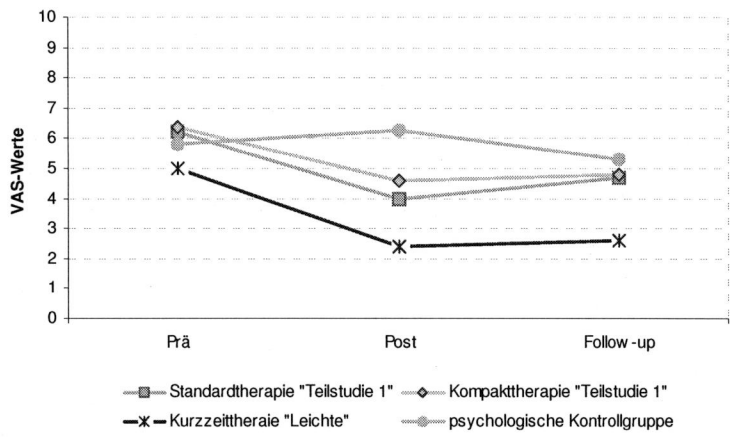

Dargestellt sind Mittelwerte zu den drei Zeitpunkten Prä, Post, Follow-up, aus Gründen der Übersichtlichkeit wurde auf Standardabweichungen verzichtet

In der psychologisch betreuten Kontrollgruppe kommt es unmittelbar nach Ende der Therapie zu einer deutlichen Verstärkung des subjektiven Leidensdrucks, sechs Monate nach Ende der Therapie reduzieren sich die Werte jedoch erheblich und erreichen ähnliche Werte wie die musiktherapeutisch betreuten Gruppen. Auch wenn sich die einzelnen Gruppen in ihrer Belastung somit zwar insgesamt unterscheiden (Haupteffekt Zeitpunkt: $p < .000$), kann im Zeitverlauf kein statistisch relevanter Gruppenunterschied festgestellt werden (Interaktion Gruppe x Zeit: $p = .396$).

5.2.2 Ergebnisse zu den Hypothesen 2 – Teilstudie 1: *Psychologische Komorbiditäten*

- Ergebnisse zu Hypothese 2-1: *Psychosoziale Belastung laut SCL-90-R*

Die allgemeine psychosomatische Belastung wurde mittels der Symptom-Check-List nach Derogatis – *SCL-90-R* (Franke 2002) erfasst. Dabei zeigte sich, dass die meisten Patienten sowohl vor als auch nach der Therapiephase innerhalb des Normbereichs von 40 – 60 T-Wert-Punkten liegen.

Abbildung 5-10: Teilstudie 1 – SCL-90-R Skalenwerte (T-Werte) im Zeitvergleich (Prä – Post) nach Behandlungsgruppen

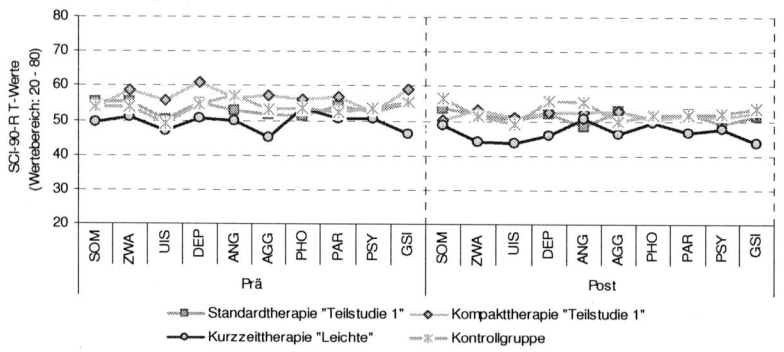

Dargestellt sind Mittelwerte, aus Gründen der Übersichtlichkeit wurde auf Standardabweichungen verzichtet

Entsprechend konnte auch im Vergleich der beiden Messzeitpunkte Prä vs. Post kein globaler signifikanter Haupteffekt „Zeit" nachgewiesen werden ($p = .345$). Trotzdem reduzierten sich die Werte auf den Subskalen „*ZWA* – Zwanghaftigkeit", „*DEP* – Depression", „*PHO* – Phobische Angst" und im Gesamtindex *GSI* signifikant (alle $p < .050$). Zudem existierten bereits vor der Therapie Unterschiede zwischen den einzelnen Behandlungsgruppen, die auch nach Ende der Therapie weiter fortbestanden ($p < .01$). Diese Unterschiede sind ausschließlich auf die große Differenz der Werte in der Gruppe „Kurzzeittherapie-Leichte" vs. „Kompakttherapie Teilstudie 1" in den Skalen „*ZWA* – Zwanghaftigkeit", „*UIS* = Unsicherheit im Sozialkontakt", „*DEP* = Depression", „*AGG* = Aggressives Verhalten" und „*PAR* = Paranoide Gedanken" zurückzuführen (Scheffé post-hoc Tests, alle $p < .050$). Abbildung 5-10 zeigt die SCL-90-R – Profile der einzelnen Behandlungsgruppen im Überblick, im Anhang sind alle Skalenwerte aufgeführt.

- Ergebnisse zu Hypothese 2-2: *Psychosoziale Belastung laut HADS*

Die *Hospital Anxiety and Depression Scale* (HADS, Herrmann et al. 1995) ermöglicht ein ökonomisches Screening für psychopathologisch relevante Angst- und Depressionserkrankungen.

Abbildung 5-11: Teilstudie 1 – Skalenwerte der HADS in den einzelnen Probandengruppen im Zeitvergleich (Prä – Post)

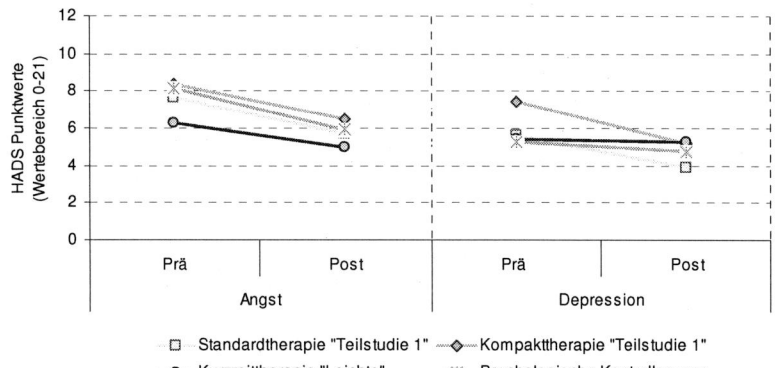

Dargestellt sind Mittelwerte, aus Gründen der Übersichtlichkeit wurde auf Standardabweichungen verzichtet

Die untersuchten Tinnituspatienten erreichten auf der Subskala „Angst" vor der Therapie – mit Ausnahme der Patientengruppe „Kurzzeittherapie – Leichte" (6,3 ± 4,1 Punkte) – mehrheitlich einen Wert von mehr als 7 Punkten, was einem grenzwertigen Befund entspricht.

Auf der Subskala „Depression" lagen die Werte mit durchschnittlich weniger als 7 Punkten im unauffälligen Bereich, eine Ausnahme stellt hier die Gruppe Kompakttherapie "Teilstudie 1" dar, die mit 7,5 ± 3,5 Punkten einen grenzwertigen Befund ausweist. Nach Abschluss der Therapie lagen die Gruppenmittelwerte beider Skalen im unauffälligen Bereich.

5.3 Ergebnisse zu Hypothesen 3 und 4 – Teilstudie 2: *psychologische Variablen*

5.3.1 Ergebnisse zu Hypothesen 3 – Teilstudie 2: *Subjektive Tinnitusbelastung*

Tabelle 5-5: Teilstudie 2 – Relative und absolute Veränderung des Gesamtwert im Tinnitus-Fragebogen (Wertebereich 0 – 84)

	Vor der Therapie	Nach der Therapie	Sechs Monate Follow-up	Absolute Änderung Prä-Post	Relative Änderung Prä-Post	Absolute Änderung Prä-FU	Relative Änderung Prä-FU
Standardtherapie_2"	42,8 ± 8,5	27,0 ± 8,9	26,0 ± 10,3	15,8 ± 5,5	36,9 %	16,8 ± 0,2	39,3 %
Kompakttherapie_ 2"	43,8 ± 9,3	29,1 ± 9,7	27,7 ± 11,5	14,7 ± 6,5	33,6 %	16,1 ± 6,5	36,8 %

Dargestellt sind die Rohpunkte (MW ± SD) zu den Zeitpunkten Prä, Post und Follow-up, sowie die relative (Prozent) und absolute Änderung (MW ± SD) im Vergleich Prä-Post und Prä – Follow-up

- Ergebnisse zu Hypothese 3-1: *Absolute Reduktion des Gesamtwerts im Tinnitus-Fragebogen*

Die Ausgangswerte der beiden Therapiegruppen „Standardtherapie Teilstudie 2" und „Kompakttherapie Teilstudie 2" sind nahezu identisch. Im Vergleich der Messzeitpunkte Prä (vor der Therapie) und Post (nach der Therapie) reduzierte sich die Tinnitusbelastung im Tinnitus-Fragebogen (Goebel & Hiller 1998) unabhängig von der Therapiegruppe deutlich. Diese Reduktion der Belastung blieb auch zum Zeitpunkt des sechs-Monats-Follow-ups bestehen oder vergrößerte sich sogar noch etwas, wie in Tabelle 5-5 und Abbildung 5-12 zu sehen ist.

Die varianzanalytische Überprüfung bestätigt diese deskriptiven Befunde, da sich zwischen den Gruppen kein Unterschied ($p = .760$), aber ein hochsignifikante Veränderung der Werte über die Zeit ($p < .01$) nachweisen lässt. Diese zeitliche Veränderung ist ausschließlich auf die Reduktion der Punktewerte Prä-Post bzw. Prä-Follow-up zurückzuführen (Scheffé post-hoc Tests: alle $p < .000$), da der Vergleich der Werte zum Post-Zeitpunkt mit den Follow-up Werten keinen signifikanten Unterschied zeigt (Scheffé post-hoc Test: $p = .604$).

ERGEBNISSE

Abbildung 5-12: Teilstudie 2 – Absolute Werte im Tinnitus-Fragebogen zu den drei Zeitpunkten Prä, Post und Follow-up

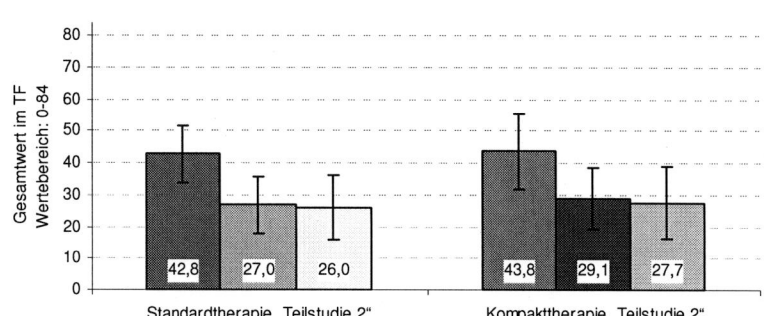

Dunkel = Prä (vor der Therapie),
Mittel = Post (unmittelbar nach der Therapie),
Hell = Follow-up (6 Monate nach der Therapie)
Dargstellt sind Mittelwerte und Standardabweichung

Die Tatsache, dass kein Zusammenhang mit der Gruppenzugehörigkeit erkennbar ist (p = .829), belegt die Gleichwertigkeit der beiden Therapieformen „Kompakt" und „Standard".

- Ergebnisse zu Hypothese 3-2: *Relative Reduktion des Gesamtwerts im Tinnitus-Fragebogen*

Berechnet man die mittlere relative Reduktion, ergibt sich für alle musiktherapeutisch behandelten Patienten unabhängig von der musiktherapeutischen Interventionsform, eine mittlere relative Reduktion der Fragebogenwerte im Prä-Post – Vergleich von über 33 % (Standardtherapie: 36,7 %, Kompakttherapie: 34,1 %). Im Prä-Follow-up – Vergleich bleiben diese Werte in etwa konstant (Standardtherapie: 34,8 %, Kompakttherapie: 36,5 %, Kurzzeittherapie: 44,2 %). Auch statistisch lässt sich weder für den Prä-Post-Vergleich (p = .629) noch für den Vergleich Prä-Follow-up (p = .523) ein signifikanter Gruppenunterschied ermitteln.

Abbildung 5-13: Teilstudie 2 – Relative Veränderung im Tinnitus-Fragebogen zu den beiden Zeitpunkten Prä vs. Post und Prä vs. Follow-up im Vergleich der einzelnen Untersuchungsgruppen

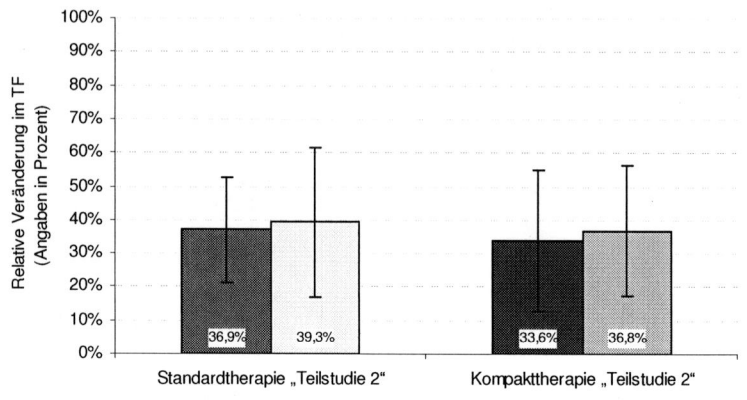

Dargstellt sind Mittelwerte und Standardabweichung

- Ergebnisse zu Hypothese 3-3: *Reduktion der Einzelskalen im Tinnitus-Fragebogen*

Die Analyse der Einzelskalen des Tinnitus-Fragebogens mittels multivariater 2 (Therapiegruppen) x 7 (Subskalen) Varianzanalyse mit Messwiederholung (drei Messzeitpunkte: Prä – Post – Follow-up) bestätigt, dass sich die Belastung unabhängig von der Behandlungsform (kein Haupteffekt Gruppenzugehörigkeit und keine Interaktion Gruppe x Zeit) insgesamt signifikant reduzierte (Haupteffekt Zeitpunkt). In Abbildung 5-14 sind die Skalenwerte grafisch dargestellt, die numerischen Skalenwerte sind tabellarisch im Anhang aufgeführt.

Die Gesamtreduktion ist durch eine signifikante Reduktion insbesondere der Subskalen „E = Emotionale Probleme", „C = Kognitive Probleme", „E + C = psychische Probleme" und „I = Intrusiveness (Penetranz)" im Vergleich „vor der Therapie (Prä)" zu „unmittelbar nach der Therapie (Post)" und im Vergleich „vor der Therapie (Prä)" zu „Follow-up 6 Monate nach der Therapie" begründet (alle $p < .05$).

Abbildung 5-14: Teilstudie 2 – Prozentrangwerte der Einzelskalen des Tinnitus-Fragebogens im Zeitverlauf (Prä – Post – Follow-up)

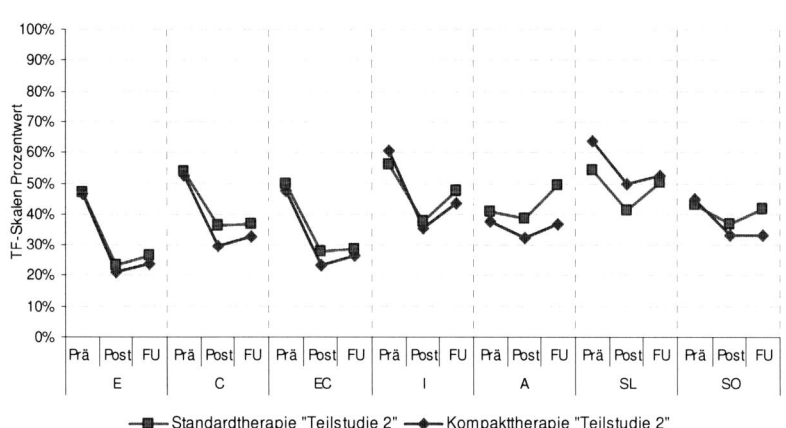

Dargestellt sind Mittelwerte, aus Gründen der Übersichtlichkeit wurde auf Standardabweichungen verzichtet

Die Werte der Subskala „*Sl* = Schlafstörungen" reduzierten sich tendenziell von Prä zu Post (p = .051), nicht aber von Prä zu Follow-up (p = .387). Zwischen der Messung unmittelbar nach der Therapie und dem sechs-Monats-Follow-up bestand für keine Subskala des Tinnitus-Fragebogens ein signifikanter Unterschied (alle p > .300).

- Ergebnisse zu Hypothese 3-4: *reliable Veränderung / klinische Signifikanz*

Die Anwendung der Verfahren der klinischen Signifikanz bestätigt die Effektivität der Musiktherapie: Unabhängig von der Therapieform beträgt der Anteil an Patienten mit reliabler Veränderung unmittelbar nach der Therapie rund 87 % und zum Follow-up Zeitpunkt immer noch 71 %. Die Zeitstabilität der Ergebnisse über das Ende der Therapie spiegelt sich auch in den Ergebnissen der *Klinischen Signifikanz* wider, die zu den beiden Vergleichszeitpunkte Prä-Post und Prä-Follow-up relativ ähnlich ist.

Abbildung 5-15: Teilstudie 2 – Scatter-Plot Darstellung der Werte Tinnitus-Fragebogen im Gruppenvergleich

Vergleich Prä-Post (vor der Therapie vs. nach der Therapie)

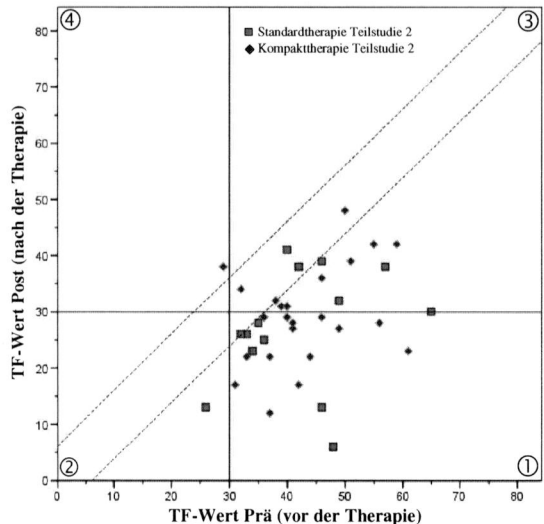

Vergleich Prä-Follow-up (vor der Therapie vs. 6 Monate nach der Therapie)

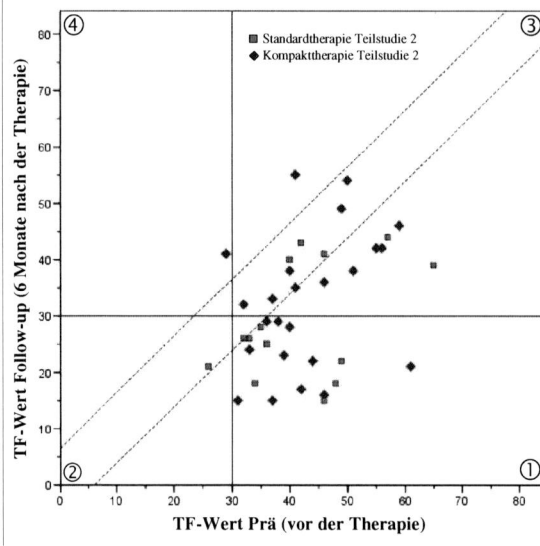

Tabelle 5-6: Teilstudie 2 – Anteil der Patienten mit reliabler bzw. klinisch signifikanter Veränderung zu den beiden Vergleichszeitpunkten „Prä-Post" und „Prä-FU"

		Reliable Veränderung			Klinische Signifikanz			
		RC ⊕	RC ∅	RC ⊖	KS ⊕	KS ∅⁺	KS ∅⁻	KS ⊖
Prä – Post	Standard Teilst. 1	86 % (n = 12)	14 % (n = 2)	---	50 % (n = 7)	7 % (n = 1)	43 % (n = 6)	---
	Kompakt Teilst. 1	88 % (n = 21)	8 % (n = 2)	4 % (n = 1)	58 % (n = 14)	---	38 % (n = 9)	4 % (n = 1)
Prä –FU	Standard Teilst. 1	71 % (n = 10)	29 % (n = 4)	---	57 % (n = 8)	7 % (n = 1)	36 % (n = 5)	---
	Kompakt Teilst. 1	71 % (n = 17)	21 % (n = 5)	8 % (n = 2)	46 % (n = 11)	---	50 % (n = 12)	4 % (n = 1)

- Ergebnisse zu Hypothese 3-5: *Reduktion der Belastung laut VAS*

Insgesamt gaben die Probanden von Teilstudie 2 unabhängig von der Therapiegruppe (p = .613) auf der visuellen Analogskala eine mittlere Stärke des Tinnitus von rund 7 Punkten an, die unmittelbar nach Abschluss der Therapie auf rund 5,3 Punkte sanken und zum Follow-up – Zeitpunkt nach sechs Monaten leicht auf rund 5,7 Punkte anstiegen (ANOVA: p < .05). Die genauen deskriptiven und statistischen Daten sind im Anhang und Abbildung 5-16 zusammengefasst.

Diese zeitliche Veränderung wird für den Vergleich Prä-Post auch statistisch signifikant (Scheffé post hoc Test: p < .05), allerdings nicht für die Vergleiche Prä – Follow-up (p = .102) und Post – Follow-up (p .320).

Abbildung 5-16: Teilstudie 2 – Entwicklung der Werte laut VAS „Wie stark ist Ihr Tinnitus aktuell (0- 10)?" zu den drei Zeitpunkten Prä, Post, Follow-up

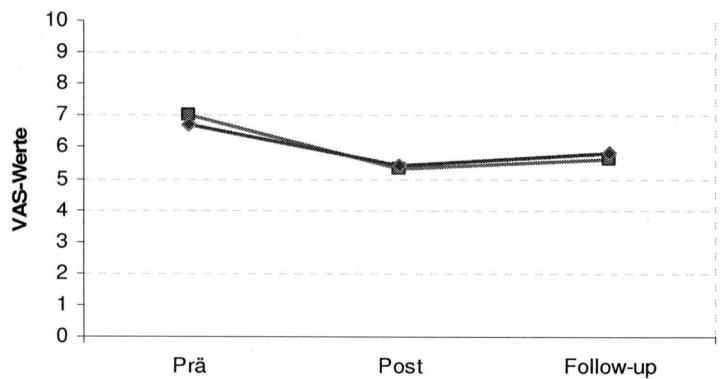

Dargestellt sind Mittelwerte, aus Gründen der Übersichtlichkeit wurde auf Standardabweichungen verzichtet

5.3.2 Ergebnisse zu Hypothesen 4 – Teilstudie 2: *Psychologische Komorbiditäten*

- Ergebnisse zu Hypothese 4-1: *Psychosoziale Belastung laut SCL-90-R*

Die allgemeine psychosomatische Belastung, erfasst mit der *Symptom-Check-List nach Derogatis – SCL-90-R* (Franke 2002), ergab für die Probanden von Teilstudie 2 ein unauffälliges Profil (Werte im Bereich zwischen 40 und 60 T-Punkten), wie in Abbildung 5-17 zu sehen ist.

Die statistische Auswertung der Daten erbringt daher weder einen statistisch signifikanten Gruppenunterschied (p = .181) noch eine signifikante Interaktion Gruppe x Zeitpunkt (p = .350). Das bedeutet, dass sich die Behandlungsgruppen in ihrem Profil zu keinem Zeitpunkt unterschieden. Durch die Therapie ließen sich jedoch einige psychosomatische Beschwerden reduzieren, wie die signifikanten Werte der Skalen „ZWA – Zwanghaftigkeit", „UIS – Unsicherheit im Sozialkontakt", „DEP – Depression", „PAR = Paranoide Gedanken", „PSY - Psychotizismus" und im Gesamtindex *GSI* verdeutlichen (alle p < .050, genaue Werte siehe Anhang).

ERGEBNISSE

Abbildung 5-17: Teilstudie 2 – SCL-90-R Skalenwerte (T-Werte) im Zeitvergleich (Prä – Post) nach Behandlungsgruppen

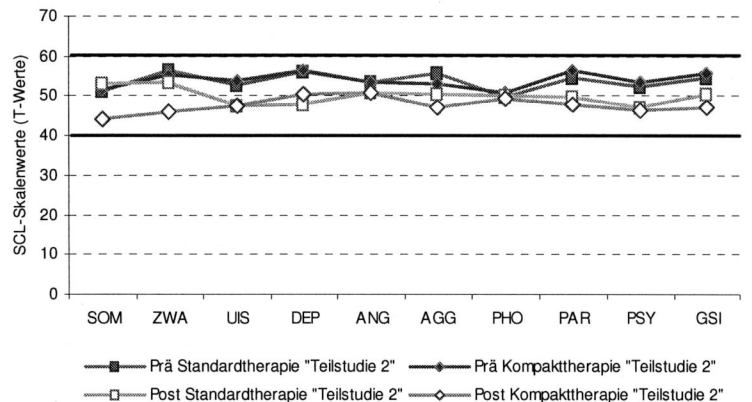

Dargestellt sind Mittelwerte, aus Gründen der Übersichtlichkeit wurde auf Standardabweichungen verzichtet

- Ergebnisse zu Hypothese 4-2: *Psychosoziale Belastung laut HADS*

Abbildung 5-18: Teilstudie 2 – Skalenwerte der HADS in den einzelnen Probandengruppen im Zeitvergleich (Prä – Post)

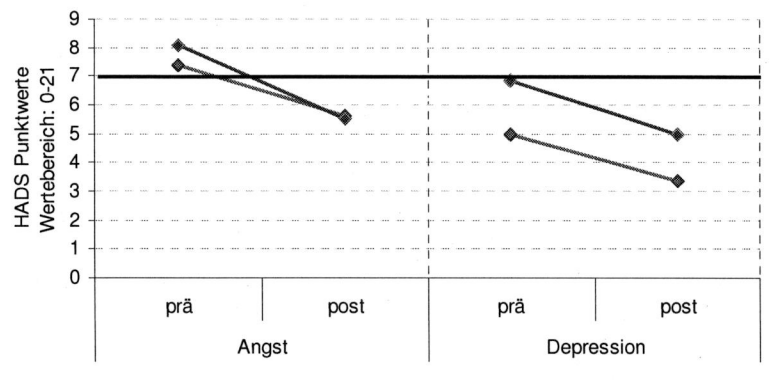

Dargestellt sind Mittelwerte, aus Gründen der Übersichtlichkeit wurde auf Standardabweichungen verzichtet

Die Tinnituspatienten beider Behandlungsgruppen erreichten auf der Subskala „Angst" der HADS vor der Therapie durchschnittlich einen „grenzwertigen" Befund, das heißt, mehr als sieben Punkte.

117

Auf der Subskala „Depression" lagen die Werte hingegen im unauffälligen Bereich (<7 Punkte). Nach Abschluss der Therapie waren die Gruppenmittelwerte beider Skalen in den unauffälligen Bereich (< 7 Punkte) gesunken (MANOVA: $p < .050$). Die genauen Zahlen können dem Anhang 7.6 (S. 159 ff.) entnommen werden.

5.4 Ergebnisse zu Hypothese 5: Vergleich der psychologischen Therapieergebnisse von Teilstudie 1 und Teilstudie 2

5.4.1 Ergebnisse zu Hypothese 5-1: *Subjektive Tinnitusbelastung*

Vergleicht man die musiktherapeutisch in Standardtherapie oder Kompakttherapie behandelten Patienten der beiden Teilstudien, lassen sich keine globalen Unterschiede in der Effektivität der Musiktherapie nachweisen, wie in Abbildung 5-19 im Überblick dargestellt ist.

Abbildung 5-19: Vergleich von Teilstudie 1 vs. Teilstudie 2 – Veränderungen der Gesamtwert im TF (Standardtherapie vs. Kompakttherapie) zu den drei Zeitpunkten Prä, Post und Follow-up

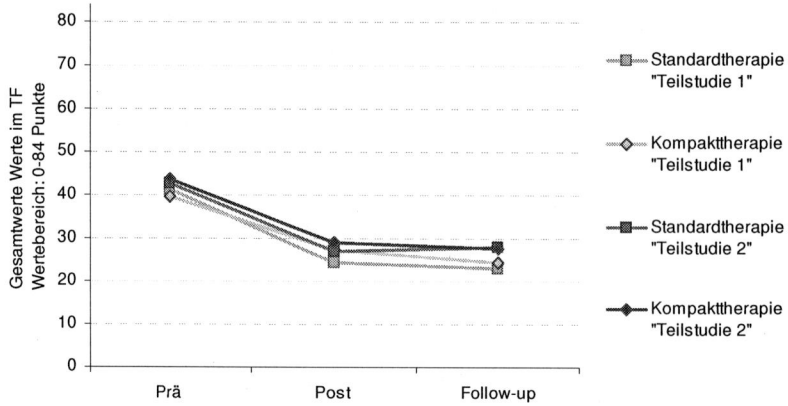

Dargestellt sind Mittelwerte, aus Gründen der Übersichtlichkeit wurde auf Standardabweichungen verzichtet

Insgesamt verringert sich die Belastung durch den Tinnitus im Vergleich zu den Werten vor der Therapie (unabhängig von der Interventionsgruppe) unmittelbar nach der Therapie um rund 15,0 ± 4,3 Punkte oder 35,6 % und sechs Monate nach der Therapie um 16,1 ± 2,7 Punkte oder 38,5 %. Die Anteile an Probanden mit reliabler oder klinisch signifikanter Veränderung

ERGEBNISSE

sind ebenfalls in beiden Teilstudien für beide Interventionsformen vergleichbar. Statistische Unterschiede können nicht nachgewiesen werden.

Um die Ergebnisse besser mit international publizierten Vergleichstherapien vergleichen zu können, wurden die absoluten Werte im Tinnitus-Fragebogen noch in Effektstärken umgerechnet (vgl. Abbildung 5-20).

Abbildung 5-20: Vergleich der Effekstärken der musiktherapeutisch behandelten Therapiegruppen im Vergleich zur psychologisch betreuten Kontrollgruppe

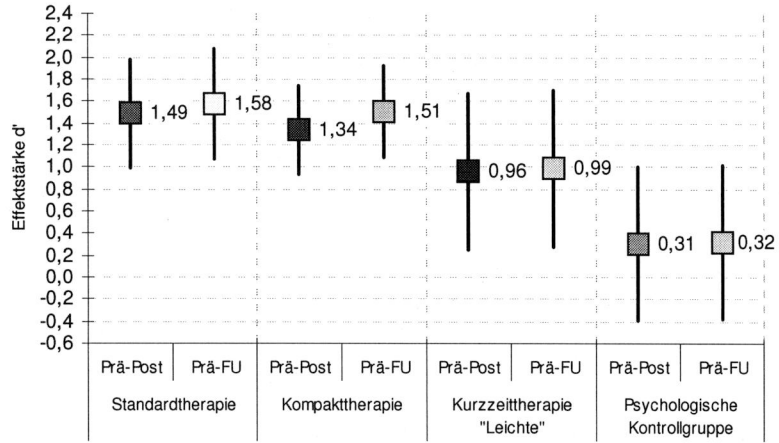

dunkel schattiert: Vergleich Prä-Post (unmittelbar nach Abschluss der Therapie),
hell schattiert: Vergleich Prä-Follow-up (FU = 6 Monate nach Abschluss der Therapie)

Insgesamt erreichen die musiktherapeutisch behandelten Patienten der Gruppen „Standardtherapie" und „Kompakttherapie" eine mittlere Effektstärke zwischen d' = 1.34 und d' = 1.58. In der Kompakttherapie sind die unmittelbaren Effekte mit d' = 1.34 zwar etwas geringer, als in der Standardtherapie mit d' = 1.49, zum Follow-up-Zeitpunkt nach sechs Monaten können die Patienten der Kompakttherapie (d' = 1.51) insgesamt aber etwa genauso stark von der Therapie profitieren, wie die Patienten der „Standardtherapie" (d' = 1.58). Die „leichter" belasteten Probanden der „Kurzzeittherapie" erreichen zu beiden Zeitpunkten einen Wert von knapp d' = 1.0.

Die Effektstärke der nach AWMF-Richtlinien intensiv psychosozial betreuten Kontrollgruppe liegt mit jeweils rund d' = .31 deutlich unter denjenigen der Musiktherapie-Gruppen.

5.4.2 Ergebnisse zu Hypothese 5-2: Reduktion der Belastung laut VAS

Alle Probanden berichteten vor der Therapie eine durchschnittliche subjektive Belastung zwischen 6 und 7 auf der VAS, die nach der Therapie auf weniger als 6 Punkte sank.

Auch wenn die Probanden von Teilstudie 2 tendenziell etwas höhere Werte angaben, als in Teilstudie 1 (p = .059) reduzierte sich die subjektive Belastung in allen Gruppen unmittelbar nach Abschluss der Therapie signifikant auf weniger als sechs Punkte und blieb auch bis zum Follow-up Zeitpunkt nach 6 Monaten stabil (p < .01). Daher kann im Zeitverlauf kein statistisch relevanter Gruppenunterschied festgestellt werden (p = .683).

Abbildung 5-21: Vergleich von Teilstudie 1 vs. Teilstudie 2 – Entwicklung der Werte laut VAS „Wie stark ist Ihr Tinnitus aktuell (0- 10)?" zu den drei Zeitpunkten Prä, Post, Follow-up

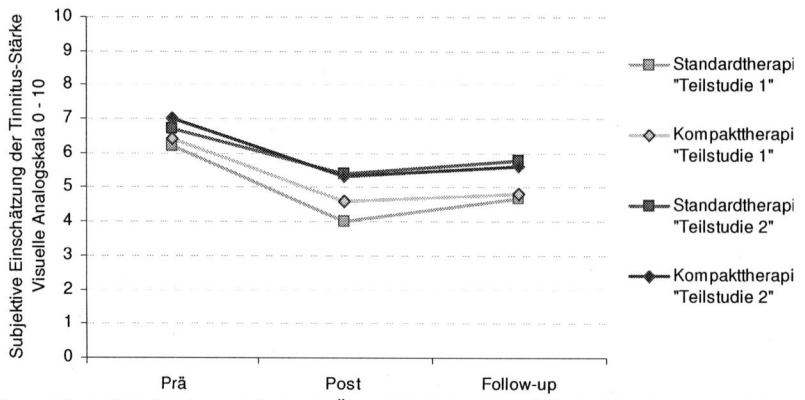

Dargestellt sind Mittelwerte, aus Gründen der Übersichtlichkeit wurde auf Standardabweichungen verzichtet

- Ergebnisse zu Hypothese 5-3: *Psychosoziale Komorbiditäten (SCL-90-R, HADS)*

Im Bereich der psychosomatischen Komorbiditäten können weder für SCL-90-R noch für HADS globale Unterschiede zwischen den mit „Kompakttherapie" und „Standardtherapie" behandelten Probanden der beiden Teilstudien belegt werden (MANOVA, alle p > .050): unabhängig von der Teilstudie wurde eine signifikante Verringerung der Symptombelastung sowohl in SCL-90-R als auch in beiden Skalen der HADS erreicht.

- *Einfluss von Moderatorvariablen und den Therapieerfolg*

Neben den unmittelbaren therapeutischen Maßnahmen könnten auch außertherapeutische Variablen (sog. „Moderatorvariablen") Einfluss auf die Effektivität der Therapie haben. Deshalb wurde der Zusammenhang zwischen dem Therapieerfolg und verschiedenen otologischen und psychologischen Variablen sowie Alter und Geschlecht untersucht. Als Therapieerfolg wurde der Endwert im Tinnitus-Fragebogen unmittelbar nach der Therapie definiert. Die untersuchten otologischen Variablen waren Hörvermögen, Dauer der Tinnituserkrankung, Tonhöhe und Lautstärke des Tinnitus; die psychologischen Variablen waren die Gesamtbelastung im SCL-90-R sowie der Ausgangswert im Tinnitus-Fragebogen. Die Analyse erfolgte mittels Regressionsanalyse für Kategoriale Variablen (CATREG).

Tabelle 5-7: Regressionsanalyse zur Erfassung möglicher Moderatorvariablen für den Therapieerfolg (Endwert im Tinnitus-Fragebogen)

	Beta	Partielle Korrelation	F	p
Lautstärke des Tinnitustons (dB)	0,20	0,21	3,79	,055
Höhe des Tinnitustons (Hz)	-0,13	-0,16	2,10	,151
Schwerhörigkeit (Sprachbereich)	0,13	0,13	1,39	,242
Dauer der Tinnituserkrankung (Jahre)	-0,11	-0,12	1,24	,268
Hochtonschwerhörigkeit	-0,11	-0,10	0,78	,379
Geschlecht	-0,15	-0,18	2,66	,107
Alter	-0,07	-0,07	0,41	,524
TF Prä-Wert	0,41	0,42	18,47	,000
SCL-Werte Prä	0,13	0,15	1,83	,180

statistische Kennwerte: Regressionskoeffizient β, partielle Korrelation, ANOVA F-Wert, Signifikanzlevel p

Die Analyse erbringt insgesamt einen hochsignifikanten Zusammenhang (ANOVA: $p < .01$, mit einem Bestimmtheitsmaß von $R^2 = .43$) und identifiziert zwei einflussreiche Faktoren: Insgesamt scheint der Erfolg der Therapie vor allem von der Höhe des initialen Werts im Tinnitus-Fragebogen abzuhängen, im Bereich der otologischen Ko-Symptomatik fällt vor allem der positive Zusammenhang mit der Lautstärke des Tinnitus auf.

- *Subjektive Bewertung der Therapie*

Das subjektive Tinnituserleben wurde nach der Therapie von rund zwei Dritteln der musiktherapeutisch behandelten Patienten als „verbessert" eingestuft, etwa 25 % berichteten keine Veränderung, die übrigen empfanden eine „Verschlechterung" ihres Tinnitus. Statistisch lassen sich zwischen den Therapiegruppen keine signifikanten Unterschiede nachweisen ($\chi^2(6) = 0,99$, $p = .680$).

Abbildung 5-22: Subjektive Einschätzung des Therapieerfolgs durch die Probanden unmittelbar nach der Therapie

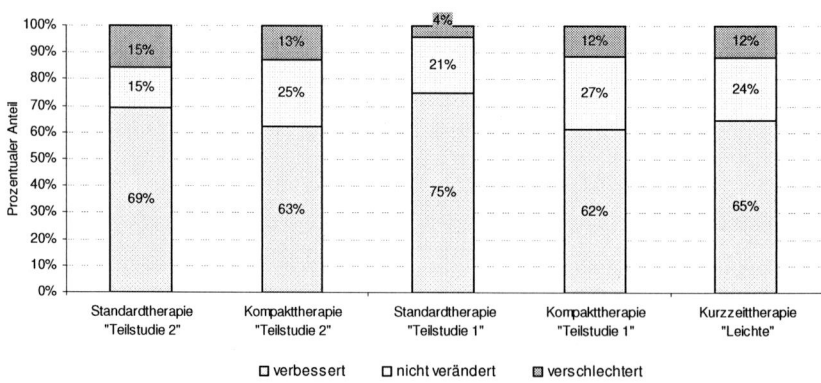

Die Dauer der Therapie wurde von 64 % (n = 68) der Probanden als „angemessen" und von 35 % (n = 37) als „zu kurz" eingestuft, zwei Probanden empfanden die Therapie als „zu lang". Zwischen den Behandlungsgruppen bestehen keine statistisch relevanten Unterschiede ($\chi^2(10) = 8,19$, $p = .610$). Bei der Frage nach „hilfreichen" Therapieelementen wurden zu je rund 50 % „Resonanzübung" und „Wohlbefinden/Entspannung" (= musiktherapeutisches Entspannungstraining mit Wohlfühlbild und systematische Tinnitus-Desensibilisierung) und zu je rund 25 % „Aufmerksamkeitstraining" sowie „Counselling/Aufklärung" genannt (vgl.).

Tabelle 5-8: Subjektive Einschätzung „hilfreicher Therapieelemente" durch die Patienten

	Resonanz-übung	Entspannung/ Wohlbefinden	Aufmerksam-keitstraining	Counselling
Standard_1	45 % (n = 9)	50 % (n = 10)	20 % (n = 4)	30 % (n = 5)
Standard_2	60 % (n = 6)	60 % (n = 6)	20 % (n = 2)	20 % (n = 0)
Kompakt_1	59 % (n = 20)	41 % (n = 14)	24 % (n = 8)	24 % (n = 7)
Kompakt_2	56 % (n = 9)	69 % (n = 11)	25 % (n = 4)	25 % (n = 1)
Kurzzeit Leichte	63 % (n = 10)	56 % (n = 9)	25 % (n = 4)	25 % (n = 1)
Gesamt	53 % (n = 54)	49 % (n = 50)	22 % (n = 22)	26 % (n = 27)

Mehrfachnennungen möglich; angegeben sind jeweils prozentualer Anteil und absolute Nennungen

5.5 Ergebnisse zu Hypothese 6 – Teilstudie 2: *Verhaltensexperiment*

Im Rahmen des Verhaltensexperiments zur Aufmerksamkeitsleistung wurden als Zielparameter die so genannten „Go"-Fehler, die „NoGo"-Fehler und die zugehörigen Reaktionszeiten ausgewertet. Bei einem „Go-Fehler" erfolgt keine Reaktion, obwohl der Zielreiz dargeboten wurde, bei einem „NoGo"-Fehler wurde eine Reaktion registriert, obwohl der Zielreiz nicht dargeboten wurde.

Die Standardtherapie-Gruppe zeigte weder bezüglich Reaktionszeiten (RT) (Abbildung 5-23), noch bezüglich der Fehlerraten in Go und NoGo-Bedingung einen Unterschied zwischen Vor- und Nachmessung. Im Gegensatz dazu verbesserten sich in der Kompaktgruppe die Reaktionszeiten ($p < .01$) und die Fehlerrate in beiden Bedingungen (Go und NoGo) (alle $p < .05$). Die Reduktion der „Aufmerksamkeitsfehler" der „Go-Bedingung" in der Kompaktgruppe unterschied sich sowohl signifikant von jener der Kontrollgruppe ($p < .05$), als auch tendenziell von jener der Standardtherapie-Gruppe ($p = .063$), für die „NoGo"-Fehler konnte dieser Zusammenhang nur im Vergleich von Kompakttherapie und Standardtherapie nachgewiesen werden ($p > .05$).

Abbildung 5-23: Aufmerksamkeitsexperiment – Differenz der Reaktionszeiten zwischen Prä- und Postmessung im Gruppenvergleich (Kontrollgruppe vs. Kompakttherapiegruppe vs. Standardtherapiegruppe)

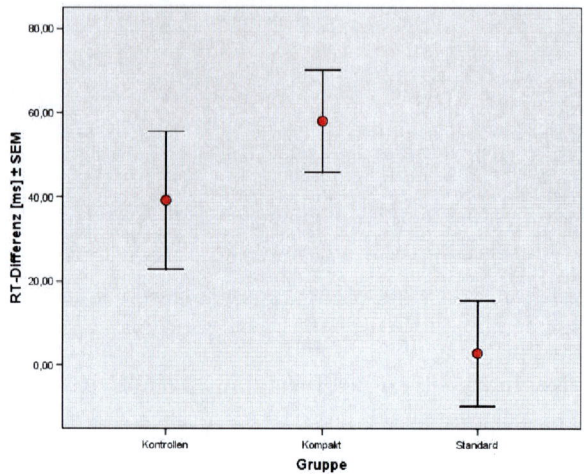

Dargstellt sind Mittelwerte und Standardabweichungen

Abbildung 5-24: Aufmerksamkeitsexperiment – Absolute Fehlerraten der „Go-Bedingung" und der „NoGo-Bedingung" im Therapieverlauf und Gruppenvergleich

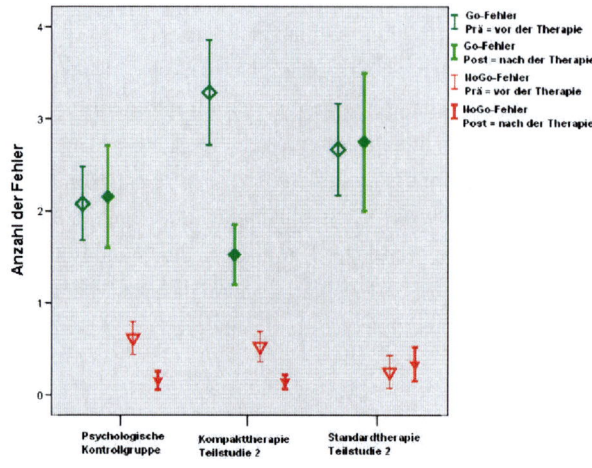

Dargstellt sind Mittelwerte und Standardabweichungen

5.6 Ergebnisse zu Hypothese 7 – Teilstudie 2: *MRT-Untersuchung*

5.6.1 Ergebnisse der morphologischen Analysen

Die morphologische Untersuchung der beiden Scans vor bzw. nach der Therapiephase ergibt sowohl signifikante Zunahmen an grauer Substanz, als auch signifikante Abnahmen an grauer Substanz.

- *Zunahme an grauer Substanz*

Eine Zunahme an grauer Substanz konnte in der Amygdala und dem parahippocampalen Gyri beider Hemisphären, dem linken primären auditorischen Kortex sowie dem Caudatus nachgewiesen werden (siehe Abbildung 5-25). Die genauen Talairach-Koordinaten sind im Anhang aufgeführt.

Abbildung 5-25: MRT – morphologische Veränderungen (Zunahme an GS)

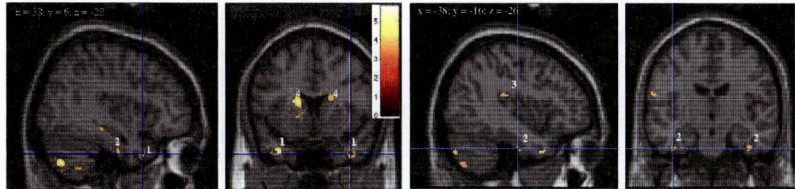

Zunahme an grauer Substanz in Amygdala (1), Parahippocampalen Gyri (2), auditorischer Kortex links (3), Caudatus (4) (p<0.001 uncorrected). Koordinaten des blauen Kreuzes in Talairach Koordinaten.

Ein Zusammenhang mit dem Therapieerfolg konnte für die morphologischen Veränderungen in orbitofrontalen Arealen nachgewiesen werden (Spearman-Rho: 0.48, p<0.05). Der größte Effekt war dabei bei der Lokalisation 12, 37, -22 mm (x,y,z Talairach-Koordinaten), was dem BA 11 entspricht.

- *Abnahme an grauer Substanz*

Im ACC (Anterioren Cingulärer Cortex) wurde eine signifikante Substanzabnahme nachgewiesen, die hoch mit der Reduktion der TF-Werte korreliert (Spearman-Rho: -0.722, p<0.000005) (siehe Abbildung 5-26a). Die Substanzveränderung war zwischen den beiden Behandlungsgruppen Standardtherapie und Kompakttherapie unterschiedlich stark ausgeprägt (Mann-Whitney-u: p<0.05), während die Reduktion im Tinnitusfragebogen identisch war (Mann-Whitney-u: p>0.1). Dies bedeutet, dass die Dynamik der Substanzveränderung in Abhängigkeit von der TF-Reduktion in der Kompakttherapiegruppe deutlich schneller und ausgeprägter war, als in der Standardtherapiegruppe (siehe Abbildung 5-26b). Eine univariate ANOVA konnte die Abhängigkeit der GS-Veränderung im ACC von sowohl TF-Reduktion (p<0.00005) und Therapieform (p<0.05) bestätigen.

Abbildung 5-26: MRT – morphologische Veränderungen (Abnahme an GS)

A B

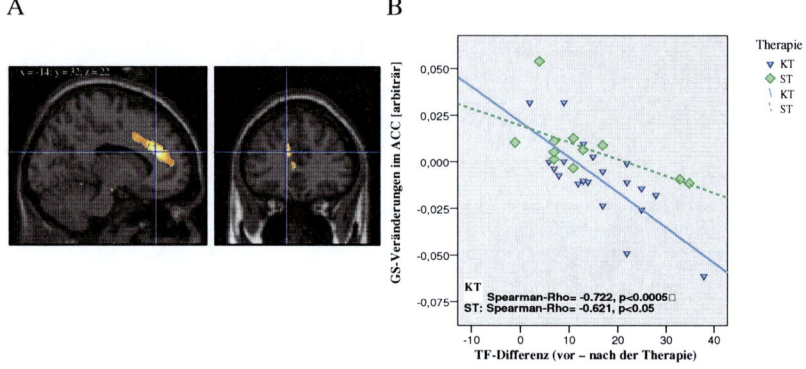

A: Lokalisation im linken ACC (Angaben des blauen Kreuzes: Talairach Koordinaten)
B: Korrelation zwischen Veränderungen der Grauen Substanz (GS) und Werten im Tinnitusfragebogen (TF) im Vergleich der Gruppen

5.6.2 Ergebnisse der funktionellen Analysen

- Ergebnisse zu Hypothese 7-1: *Untersuchung der Hörbahn (Ruhebedingung vs. Rauschen)*

Die Auswertung des Kontrasts der Bedingungen „Rauschen vs. Ruhe" im Vergleich Tinnitus vs. Kontrolle stellt eine wichtige Basis dar. Dieser Vergleich ermöglicht die differentielle Darstellung der am Hören neutraler Stimuli beteiligten Areale.

Das dabei hauptsächlich aktivierte Areal (t_{44} = 4,74, p < .001) liegt im primären auditorischen Kortex (BA 41), wie in Abbildung 5-27 zu sehen ist.

Abbildung 5-27: fMRT - Vergleichsbedingung „Rauschen > Ruhe"

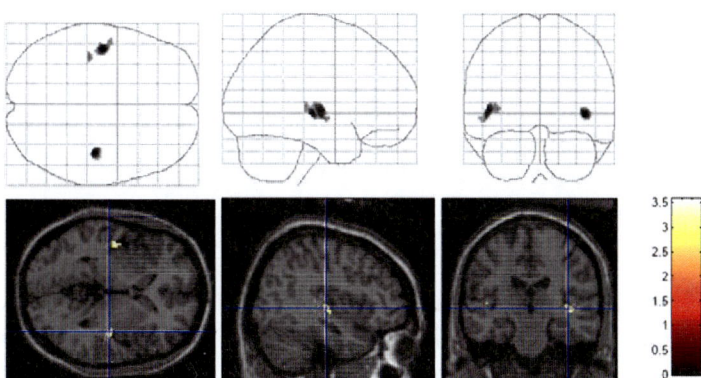

Lokalisation des Aktivitätsmaximums in der Vergleichsbedingung „Rauschen > Ruhe" (alle Probanden): primärer auditorischer Kortex (BA 41) beidseitig

- Ergebnisse zu Hypothese 7-3: *Untersuchung der Tinnituston-Verarbeitung (Sinustöne Post > Prä)*

Die Auswertung der Sinustonverarbeitung zeigte nach der Therapie ein signifikantes Maximum der Aktivität (t_{33} = 3,56, p < .001) im Gyrus fron. Inf. (Talairach Koordinaten: -36, 10, -12), also in der linken anterioren Insula.

Abbildung 5-28: fMRT – Vergleichsbedingung „Sinuston > Ruhe"

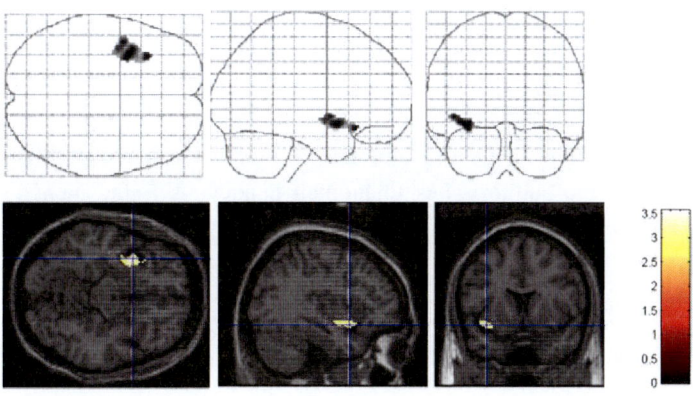

Lokalisation der Aktivitätsmaxima in der Bedingung „Sinustonverarbeitung" als Differenz zwischen Prä- und Post – Messung (alle Probanden) → Insula links, anteriorer Anteil

- Ergebnisse zu Hypothese 7-2: *Zusammenhang zwischen Verhaltensdaten und neuronaler Aktivität*

Bei der Analyse der Aktivitäten während des Aufmerksamkeitsexperiments wurden jeweils die Werte vor bzw. nach der Therapie verglichen. Dabei wurden zunächst alle Tinnituspatienten global mit der Kontrollgruppe kontrastiert und anschließend differenzierte Gruppenanalysen zwischen den einzelnen Tinnitus-Behandlungsgruppen und der Kontrollgruppe durchgeführt.

- *Vergleich Tinnitus (Kompakt + Standard) > Kontrollgruppe*

Im Vergleich der Tinnitus-Gesamtgruppe mit der Kontrollgruppe zeigen sich die in Abbildung 5-29 dargestellten Aktivitätsunterschiede (genaue Talairach-Koordinaten und Lokalisation siehe Anhang).

Abbildung 5-29: fMRT – Aktivierung eines frontoparietalen Aufmerksamkeitsnetzwerks während der Bedingung „Aufmerksamkeit"

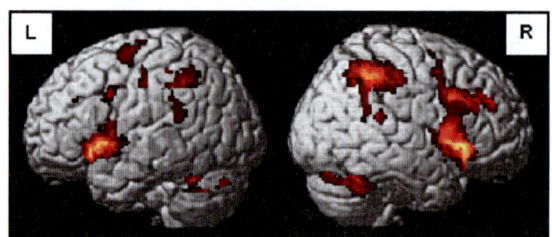

Kontrast „alle Tinnituspatienten > Kontrollgruppe, als Differenz Prä-Post – Messung

Die größten Aktivitäten wurden zum einen in temporalen (BA 22) bzw. frontalen (BA 22, 44) Arealen, die zur erweiterten Hörbahn (Assoziationsareale) zählen, aber auch im limbischen System (Gyrus cinguli anterior, BA 24; Insula, BA 13) ermittelt. Diese Befunde sprechen dafür, dass es sich bei Tinnitus zwar um ein auditorisches Phänomen handelt, das aber nicht in primären oder sekundären Hörarealen verarbeitet wird, sondern erst in Assoziationsarealen und damit sehr stark durch kognitive und emotionale Prozesse modifiziert wird.

- *Kontrast Kompakttherapie > Kontrollgruppe*

Im Vergleich der einzelnen Therapiegruppen zeigt sich insbesondere der Kontrast Kompaktgruppe > Kontrollgruppe deutliche Aktivitätsmaxima in

Frontalen Arealen (BA 44, 45, 46) und im limbischen System (Gyrus cinguli, Hippocampus) (sieheAbbildung 5-30). Die genauen statistischen Angaben sowie die Talairach-Koordinaten sind im Anhang aufgeführt.

Abbildung 5-30: fMRT – Illustration der Aktivitätsmaxima in de Bedingung „Aufmerksamkeit" im Vergleich „Kompakt > Kontrolle"

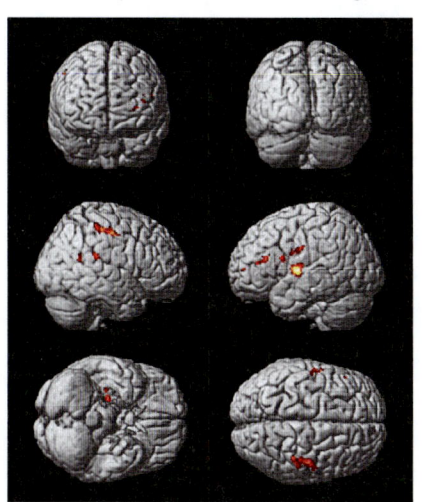
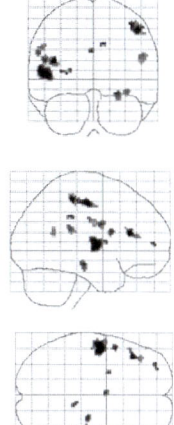

- *Kontrast Standardtherapie > Kontrollgruppe*

Der Kontrast Standardtherapie > Kontrollgruppe ergibt keine so ausgeprägten Aktivitätsmaxima, wie in Abbildung 5-31 zu sehen ist. Die genauen statistischen Angaben sowie die Talairach-Koordinaten sind im Anhang aufgeführt.

Insbesondere sind hier ausschließlich parietale und frontale Areale (BA 40, 44, 45) beteiligt, Aktivitäten im limbischen System erreichen nicht das Signifikanzniveau.

Dies deutet darauf hin, dass die Probanden die Aufmerksamkeitsaufgabe deutlich effizienter und zielgenauer ausführen können, da aufgabenspezifische Areale aktivitert werden. Die Reaktion auf die Buchstabenerkennung verlangt eine genaue motorische Antwort – entsprechend werden sekundärsomatosensorische Areale mit zahlreichen intermodalen Funktionen sowie das sprachliche Arbeitsgedächtnis aktiviert.

Abbildung 5-31: fMRT - Illustration der Aktivitätsmaxima in Bedingung „Aufmerksamkeit" im Vergleich „Standard > Kontrolle"

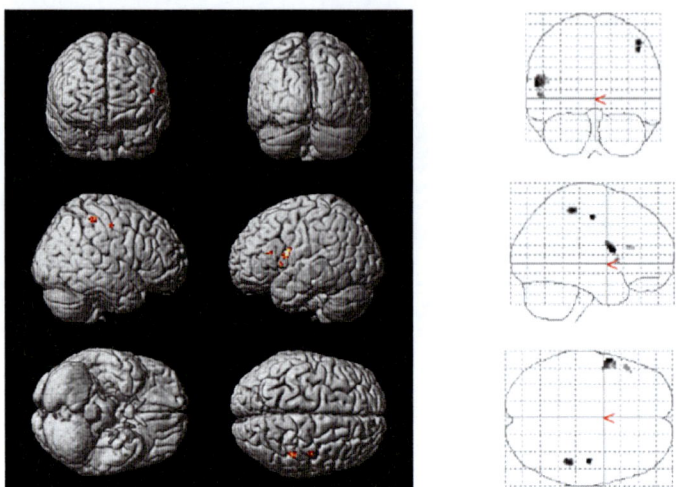

- Ergebnisse zu Hypothese 7-3: *Zusammenhang zwischen neuronaler Aktivität und Reduktion im Tinnitus-Fragebogen*

Die Aktivität in der Insula konnte in direkten Zusammenhang mit der der relativen Reduktion des Gesamtwerts im Tinnitus-Fragebogen (Goebel & Hiller 1998) gebracht werden: durch eine multiple Regression wurde eine eindeutige negative Korrelation ($r = -0.57$, $p < 0.005$) zwischen der Verarbeitung des individuellen, zusätzlich eingespielten Tinnitus-Äquivalents in der Insula (bilateral) und dem Rückgang der subjektiven Tinnitusbelastung (TF-Score-Reduktion) nachgewiesen werden, d.h. je stärker der relative Rückgang der Belastung ausfiel, desto ausgeprägter war die Aktivität die Aktitivät insbesondere im anterioren Teil der Insula.

Abbildung 5-32: Zusammenhang TF-Wert-Reduktion und Insula-Aktivität durch die zusätzlich eingespielte individuelle Tinnitus-Frequenz nach der Musiktherapie

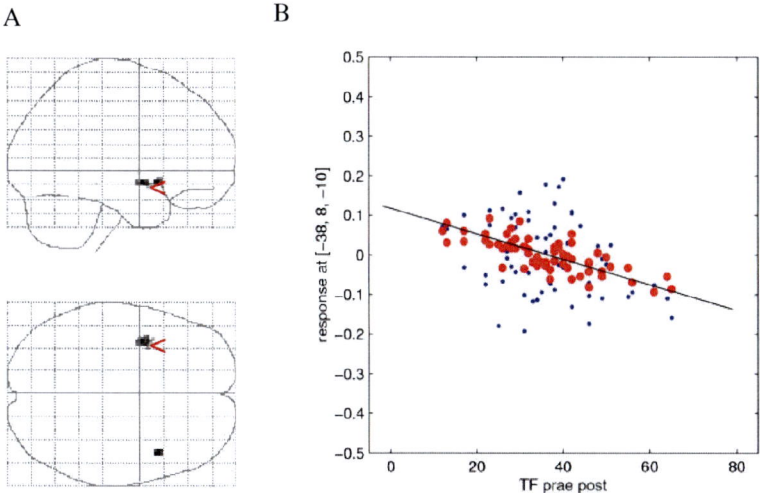

A: fMRT-Daten als Scatterplot der Aktivität in der Insula im Verhältnis zur TF-Reduktion: Negative Korrelation zwischen TF-Wert-Reduktion und verstärkter Aktivierung in der anterioren Insula

B: Lokalisation der linken inferioren Insula (Talairach: –38 / 8 / -10)

6 Diskussion

Chronischer Tinnitus stellt für die Volkswirtschaft eine erhebliche finanzielle Belastung dar. Die hohe und ständig wachsende Patientenzahl (Streppel et al. 2006) führt zu erheblichen Behandlungskosten (Hesse et al. 1999). Weil zudem die bislang am häufigsten in Anspruch genommenen Therapieformen (medikamentöse Therapie und Versorgung mit Geräuschgeneratoren) bei chronischem Tinnitus nur selten zu einer befriedigenden und dauerhaften Besserung (Symptomkontrolle) führen, ist die Patientenkarriere vieler Tinnitusbetroffenen durch „Medizintourismus" und „Doktorhopping" gekennzeichnet. Erhebungen der Deutschen Tinnitus Liga (Pilgramm et al. 1999) zeigen, dass rund 60 % der Patienten eine angefangene Therapie vorzeitig abbrechen oder den Therapeuten wechseln.

Die Entwicklung einer dauerhaft wirksamen Therapie mit möglichst kurzer Behandlungsdauer stellt also eine große Herausforderung in der Versorgung von chronischem Tinnitus dar.

In der vorliegenden Arbeit wurde eine neuartige musiktherapeutische Interventionsmethode bei chronisch-tonalem Tinnitus vorgestellt und zunächst auf ihre Wirksamkeit hinsichtlich der subjektiv-psychologischen Reduktion der Tinnitusbelastung überprüft. In einem zweiten Schritt erfolgte dann der Einsatz einer Kombination von neurowissenschaftlichen, elektrophysiologischen und experimentalpsychologischen Untersuchungsmethoden, um neurobiologische Korrelate von Tinnitus zu erfassen und die durch die Musiktherapie hervorgerufenen Modifikationen belegen zu können.

6.1 Wirksamkeit auf psychologischer Symptomebene (Hypothesen 1 bis 5)

6.1.1 Studienergebnisse

Wie die Ergebnisse der psychologischen Fragebögen in drei aufeinander folgenden Studien (Pilotstudie, Argstatter et al. 2007a; Teilstudie 1 und Teilstudie 2 der vorliegenden Arbeit) zeigen, ist die Musiktherapie nach dem Heidelberger Modell eine effektive und effiziente Methode zur Behandlung von Tinnitus: Bei rund 80 % der „stärker betroffenen" (Schwere grad 2-4) musiktherapeutisch behandelten Tinnituspatienten konnte unabhängig von der Zeitdauer der Intervention (zwölf Wochen oder eine Woche) eine bedeutsame Reduktion der Tinnitussymptomatik erreicht werden – und selbst „leicht" belastete Patienten (Schweregrad 1) erreichen in etwa zwei Dritteln der Fälle eine zuverlässige Symptomverbesserung. Da diese Effekte auch bis zur Nachbefragung nach sechs Monaten zumindest gleich blieben, ist die musiktherapeutische Behandlung als sehr stabil und zuverlässig einzustufen.

Diese Ergebnisse scheinen zudem zum großen Teil unabhängig von prädisponierenden Faktoren, wie otologischen Charakteristika, Alter oder Geschlecht zu sein. Lediglich der hinlänglich bekannte Befund, dass die absolute Reduktion der Symptomatik von der Ausgangsstärke abhängt, konnte bestätigt werden: je größer die initiale Belastung war, desto stärker verringerte sich die absolute Belastung der Patienten im Tinnitusfragebogen. Im Bereich der relativen Reduktion konnte jedoch kein derartiger Zusammenhang festgestellt werden: auch bei geringerer Ausgangsbelastung war ein deutlich spürbarer – und mit dem Ergebnis von Patienten mit ausgeprägterem Beschwerdebild vergleichbarer – Behandlungserfolg möglich.

Weiterhin kann eine Abhängigkeit von der Persönlichkeit des Behandlers praktisch ausgeschlossen werden, da insgesamt mehr als 15 verschiedene Musiktherapeuten in die Patientenbetreuung involviert waren und zwischen den Resultaten der einzelnen Therapien nur sehr geringfügige Unterschiede zu verzeichnen sind.

6.1.2 Relevanz im Kontext etablierter Therapien

Um die Relevanz und Effektivität der Musiktherapie im Kontext etablierter Therapiemaßnahmen evaluieren zu können, wurde eine psychologisch betreute Kontrollgruppe eingeschlossen. Die Effektivität der Behandlung in dieser Kontrollgruppe blieb weit hinter den Zielen der musiktherapeutischen Interventionen zurück und erreichte nur bei knapp der Hälfte aller Patienten die gewünschte Symptomverbesserung.

Weiterhin wurden international publizierte Behandlungsansätze als Vergleichsmaßstab herangezogen. Als integrierendes Maß bietet sich dabei die Effektstärke d' nach Cohen (1988) in Bezug auf das Hauptkriterium „subjektive Belastung durch den Tinnitus" an (vgl. auch Tabelle 1-3 in Kap.

DISKUSSION

1.5.3). In Abbildung 6-1 sind zum Vergleich die Effektstärken d' verschiedener therapeutischer Ansätze zur Tinnitusbehandlung ab dem Jahr 2000 zusammengefasst.

Abbildung 6-1: Vergleich der Effektstärken der Therapieansätze im internationalen Vergleich (Prä-Post und Prä-FU = Follow-up)

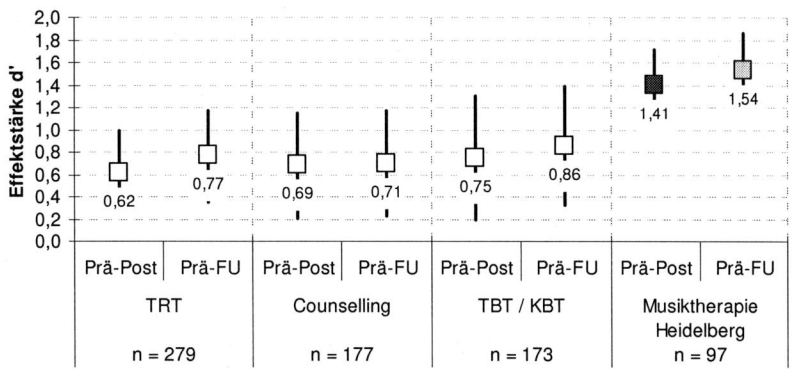

Einteilung der Effektstärken d' nach Cohen (1988): 0.20-0.50: schwacher Effekt, 0.50-0.80: mittlerer Effekt, 0.80-1.10: starker Effekt, >1.10: sehr starker Effekt
TRT = Tinnitus-Retraining-Therapie:
Delb et al. (2002b), Zachriat & Kröner-Herwig (2004), Herraiz et al. (2005), Henry et al. (2006)
Counselling = Tinnitus-Counselling:
Schmidt et al. (2004), Konzag et al. (2005), Hiller & Haerkötter (2005), Henry et al. (2007)
TBT / KBT = Tinnitus-Bewältigungs-Therapie / Kognitive-Bewältigungs-Therapie
Schmidt et al. (2004), Kaldo-Sandström et al. (2004), Zachriat & Kröner-Herwig (2004), Hiller & Haerkötter (2005), Rief et al. (2005)
Musiktherapie Heidelberg = **Heidelberger Modell für chronisch-tonalen Tinnitus**
„Standardtherapie" und „Kompakttherapie", gemittelt aus Teilstudie 1 und Teilstudie 2

Dieser Vergleich erbringt für die Musiktherapie nach dem Heidelberger Modell eine deutliche Überlegenheit gegenüber herkömmlichen Therapien: Die musiktherapeutischen Interventionen „Standardtherapie" und „Kompakttherapie" erreichen unmittelbar nach Abschluss der Therapie eine durchschnittliche Effektstärke von d' = 1,41, sechs Monaten nach Abschluss der Therapie steigert sich dieser Wert sogar auf d' = 1,54. Die Effektstärken der übrigen in kontrollierten Studien überprüften Konzepte liegen zwischen d' = 0,62 bis d' = 0,86.

Auch in Bezug auf die subjektiv wahrgenommene Lautstärke des Tinnitus (erhoben mittels Visueller Analogskala) berichten die musiktherapeutisch behandelten Patienten über eine deutliche Verringerung. Wie der Vergleich mit der aktuellen Meta- Analyse von Martinez Devesa et al. (2007) zeigt, konnte bislang in keiner anderen psychologisch fundierten Therapie ein ähnliches Ergebnis erreicht werden. Die „Tinnitus-Retraining-Therapie", mit einer unmittelbaren Effektstärke von d' = .62 und einer Follow-up Effektstärke von d' = .77, hat das schlechteste Kosten-Nutzen-Verhältnis, da die Dauer der Therapie auf bis zu 18 Monate angelegt ist und die Patienten zusätzlich mit teuren Geräuschgeneratoren oder „Tinnitusinstrumenten" ausgestattet werden. Als wesentlicher Bestandteil der Tinnitus-Retraining-Therapie wurde die umfassende Aufklärung, der Patienten identifiziert. Dieses „Tinnitus-Counselling" kann sowohl im Einzel- als auch im Gruppensetting durchgeführt werden, umfasst nur wenige Sitzungen und erreicht trotzdem schon eine mittlere Effektstärke von d' = .69 bis d' = .71. Eingeschränkt wird die Anwendung dieser Intervention dadurch, dass eine Realisation im Rahmen einer normalen HNO-ärztlichen Sprechstunde durch den hohen Zeitaufwand und die ungenügende kassenärztliche Vergütung häufig nicht möglich ist (Schaaf et al. 2002).

(Verhaltens-)psychologische Interventionen sind üblicherweise auf acht bis 24 Doppelsitzungen im Einzel- oder Gruppensetting angelegt (Median: zwölf Sitzungen) und können daher gut mit den musiktherapeutischen Interventionen verglichen werden. Insgesamt erzielen diese psychologischen Therapiekonzepte mit rund d' = .75 unmittelbar nach Abschluss der Therapie die bislang größten und mit d' = .85 die über die Therapiedauer hinaus stabilsten Effekte. Obwohl für die meisten Patienten eine effiziente ambulante Behandlung ausreichend wäre, werden aufgrund der mangelnden Umsetzbarkeit der ADANO-Empfehlungen (Hesse 2001) die meisten (psychologischen) Tinnitusbehandlungen allerdings nicht im ambulanten Setting, sondern nach wie vor im Rahmen einer komplexen stationären Behandlung durch Spezialkliniken angeboten. Damit schwindet aber natürlich der ökonomische Vorteil.

6.2 Neurowissenschaftliche Überprüfung der Wirksamkeit (Hypothesen 6 und 7)

Um die neurobiologischen Wirkungen des musiktherapeutischen Konzept in Bezug auf neuronale Korrelate des Tinnitus zu untersuchen, wurden

DISKUSSION

erstmalig bildgebende Untersuchungen (morphologische und funktionelle Magnetresonanztomografie, MRT und fMRT) in Kombination mit einem Verhaltensexperiment (Aufmerksamkeitsparadigma) zur Therapieevaluation bei Tinnitus eingesetzt. Erklärungsmodelle der Tinnitusgenerierung gehen überwiegend davon aus, dass Tinnitus durch eine zentrale Informationsverarbeitungsstörung verursacht wird. Als zentrale Auslösemechanismen werden dabei Veränderungen der aufsteigenden Hörbahn angesehen, die nachfolgend andere kortikale Areale (insbesondere Emotion und Aufmerksamkeit) in Mitleidenschaft ziehen (Jastreboff 1990, Delb et al. 2002a).

Mittels morphologischer MRT-Scans konnten spezifische Veränderungen der grauen Substanz durch die Musiktherapie nachgewiesen werden. Die dabei beteiligten Areale liegen überwiegend im Bereich des limbischen Systems. Insbesondere Amygdala und Parahippocampus wurden durch die Musiktherapie strukturell verändert. Diese Effekte der Musiktherapie auf Kernregionen der auditiven emotionalen Aufmerksamkeit (Blood et al.1999; Kölsch, 2005) könnten der diskriminative Faktor für den Erfolg des Therapiekonzepts sein.

Die Resultate weisen darüber hinaus insbesondere dem ACC eine zentrale Rolle bei der Effektivität der Musiktherapie zu. Dieses Hirngebiet vermittelt unterschiedlichste kognitive, wie auch emotionale Funktionen und scheint für die emotionale Selbstkontrolle von Bedeutung zu sein (Allman et al. 2001). Der ACC tritt immer dann in Erscheinung, wenn das Gehirn Konflikte lösen muss und ist eine Art „Frühwarnsystem" vor Risiken und Gefahren. Der von den Tinnituspatienten erlebte „Stress" lässt sich also auch anatomisch nachweisen. Die beobachtete Abnahme an grauer Substanz im ACC durch die Therapie lässt auf eine erhöhte Tinnitus bezogene in diesem Areal vor der Therapie schließen. Möglicherweise hat die unwillkürliche, übermäßige Fokussierung der Aufmerksamkeit der Tinnitusbetroffenen auf die Ohrgeräusche zu einem Zuwachs an grauer Substanz im ACC geführt. Die Musiktherapie konnte diese pathogene Aufmerksamkeitslenkung auf den negativen und unerwünschten Tinnitus-Ton effektiv unterbrechen

Dass die Patienten eine eingeschränkte Aufmerksamkeitslenkung haben, konnte in einem psychologischen Aufmerksamkeitsexperiment nachgewiesen werden. Während die Leistungen der Patienten vor der Therapie deutlich schlechter waren, als die der Tinnitus-freien Kontrollgruppe, zeigt sich nach Abschluss der Therapie eine deutliche Zunahme der Aufmerksamkeitsleistung. Diese Daten deuten darauf hin, dass die Patienten nach Beendigung der musiktherapeutischen Behandlung in der Lage waren, den Tinnitus aktiv auszublenden und ihre Aufmerksamkeit gezielt auf relevante Aufgaben zu lenken. Vergleicht man die absoluten Fehlerraten, so wird deutlich, dass in der Kompaktgruppe nach der Therapie ein Fehlermaß sogar unterhalb der Normverteilung erreicht wird.

Auch die Effekte der Musiktherapie auf die morphologischen Veränderungen im ACC unterschieden sich zwischen den Therapiegruppen, wobei bei den Patienten der Kompaktgruppe eine signifikant stärkere Substanzabnahme im ACC vorliegt. Diese Befunde sprechen dafür, dass das Ausmaß der neuronalen Veränderungen von der Therapieintensität abhängt. Während der Kompaktwochen ist durch größere zeitliche Dichte der Therapieeinheiten ein deutlich höherer Trainingseffekt zu erwarten. Es ist bekannt, dass Trainingsintensität und neuronale Veränderungen zusammenhängen. Da ein wesentlicher Therapiebaustein die willkürliche, reizbezogene Aufmerksamkeitslenkung ist, könnte die unterschiedliche Therapieintensität die Differenzen der neuronalen Substratänderung erklären (Corbetta and Shulman, 2002).

Im funktionellen MRT zeigte sich bei der Nachmessung eine entsprechende Mehraktivierung in Aufmerksamkeitsarealen im Gehirn, sowie im inferioren Frontalgyrus, im linken Temporallappen und im rechten inferioren Parietallappen. Auch die morphologischen Untersuchungen zeigen eine Substanzzunahme in orbitofrontalen Arealen. Bei Tinnituspatienten ist die Verringerung der grauen Substanz im Ortiofrontalen Cortex ein bekanntes Phänomen (Mühlau et al 2006). Ebenso konnte durch aversive auditive Stimulation eine Verringerung der Aktivität in orbitofrontalen Arealen erzeugt werden (Blood et al. 1999).

Hinweise auf die Lokalisation von Tinnitus bezogenen Aktivitäten liefert die funktionelle MRT-Untersuchung. Deren wichtigstes Ergebnis ist der Befund, dass weder vor noch nach der Therapiephase eine Beteiligung der sensorischen Hörbahn während der Wahrnehmung eines zusätzlich eingespielten Sinustons (individuelle Tinnitusfrequenz) nachgewiesen werden konnte. Allerdings war die Musiktherapie in der Lage, morphologische

Veränderungen im Primären auditorischen Kortex zu erreichen, die funktionell eng mit dem ACC verbunden sind (Crottaz-Herbette and Menon, 2006).

Somit ist die Musiktherapie in der Lage, die auditiven Strukturen der Patienten über Modifikationen in Arealen, die für die Steuerung der auditiven Aufmerksamkeit verantwortlich sind, zu beeinflussen. Hinweise auf eine direkte Beteiligung des primären oder sekundären Auditorischen Cortex an der Aufrecherhaltung des Tinnitus konnten nicht gefunden werden.

Insgesamt konnten somit die postulierten Hypothesen in Bezug auf die „Neuronalen Korrelate von Tinnitus" größtenteils bestätigt werden (siehe Tabelle 6-1 bzw. Tabelle 3-1).

Tabelle 6-1: Beantwortung in Bezug auf die Hypothesen zu „Neuronalen Korrelate von Tinnitus"

Postulierte Areale	Musiktherapeutische Hypothese	Ergebnis	Bewertung
Auditorische Kortexareale	• Kortikale Reorganisation im prim. und sek. audit. Kortex	• Keine direkte Beteiligung von prim / sek. audit. Kortex • Beteiligung von tertiären Assoziationsarealen	− Hypothese widerlegt
Präfrontaler Kortex	• Steigerung der Diskriminationsfähigkeit • Aktive Steuerung der Tinnituswahrnehmung • Veränderungen in Gedächtnisstrukturen	• Steigerung der Aufmerksamkeitsleistung im Verhaltensexperiment • Aktivität im frontoparietalen Aufmerksamkeitsnetzwerk	+ Hypothese bestätigt
Limbisches System	• Aktive musikalische Auseinandersetzung → Tinnitusdekonditionierung	• Aktivität im Gyrus cinguli → kognitive Aufmerksamkeitsmodulation • Strukturelle Veränderung in ACC, Amygdala, Caudatus	+ Hypothese bestätigt

Allerdings war keine Beteiligung der primären und sekundären Hörrinde bei der Verarbeitung des Tinnitustons nachweisbar. Statt dessen zeichnet sich ein komplexeres Zusammenspiel aus tertiären Assoziationsarealen, frontoparietalem Aufmerksamkeitsnetzwerk und emotional-kognitiven Strukturen (ACC, Amygdala, BA 11) ab.

6.3 Wirkfaktoren

Der Grund für das positive Ergebnis der vorgestellten Musiktherapie liegt vermutlich darin, dass bekannte und erprobte akustische und therapeutische

DISKUSSION

Module kombiniert und in Form von spezifischen musiktherapeutischen Techniken umgesetzt werden.

Basis der musiktherapeutischen Behandlung sind Aktivität fördernde musiktherapeutische Verfahren, die auf der auditiven Symptomebene ansetzen. Je besser Patienten aktiv Einfluss auf ihr Ohrgeräusch nehmen können, desto geringer ist der Leidensdruck (Sirois et al. 2006). Da Tinnitus von den Betroffenen primär als auditives Phänomen wahrgenommen wird, erfolgt in der Musiktherapie die gezielte Konfrontation der Patienten mit „ihrem" Tinnitus, wodurch sie lernen, den Tinnitus wieder in den Hörprozess zu integrieren.

Spezifische musiktherapeutische „Techniken" wurden in einem Manual zu „Modulen" geordnet und zeitlich kategorisiert, um einen replizierbaren Therapieverlauf mit gleich bleibender Therapiequalität zu erreichen. Für jedes dieser Module wurden spezifische „Wirkfaktoren" postuliert, auf denen die Wirksamkeit der Intervention beruhen soll.

Zur Analyse der tatsächlichen Wirkfaktoren wurden die Patienten retrospektiv nach den subjektiv wirksamsten Therapieinhalten gefragt. Zusätzlich können die Befunde der psychologischen und neurowissenschaftlichen Untersuchungen in Bezug zu den erreichten Therapiezielen gesetzt werden. In Tabelle 6-2 werden die Übereinstimmungen zwischen Modulen, postulierten Wirkfaktoren und den erzielten psychologischen/ neurowissenschaftlichen Ergebnissen integriert und bewertet.

Die Patientenaussagen belegen, dass insbesondere musikalische Module, durch die der Tinnituston wieder in den Hörprozess integriert werden kann (Gongimprovisation mit Stimmeinsatz, neuroauditive Kortexprogrammierung), und Verfahren, die den Patienten selbstwirksame Möglichkeiten der Tinnitussteuerung (Tinnitus-Dekonditionierung und „Tinnitus-Landkarte") Einfluss auf den Therapieerfolg hatten.

DISKUSSION

Tabelle 6-2: Integration der Übereinstimmungen zwischen Modulen, postulierten spezifischen Wirkfaktoren der einzelnen Module und den erzielten psychologischen/neurowissenschaftlichen Ergebnissen

Module	Postulierte spezifische Wirkfaktoren	psychologische/ neurowissenschaftliche Ergebnisse	Bewertung
Counselling / Tinnitus-Landkarte	Steigerung der selbstwirksamen Einflussnahme auf den Tinnitus	TF: Dauerhafte Reduktion der Gesamtbelastung durch den Tinnitus (TF-Werte)	+
Resonanzübung	Aktive Maskierung des Tinnitustons sowie korrektive Stimulation der Hörbahn über somatosensorische Innervation	TF: Reduktion des Gesamtwerts VAS: Verringerung der Tinnituslautstärke fMRT: funktionelle Korrektur tertiärer Assoziationsareale zur Reizfilterung und –intergration (Insula) MRT: morphologische Modifikationen der auditiven Aufmerksamkeitssteuerung (ACC, orbitofrontal) Reduktion der psychosomatischen Komorbiditäten (SCL-90-R)	+
Aufmerksamkeitstraining	Aufmerksamkeitssteuerung; Steigerung der Diskriminationsfähigkeit	Aufmerksamkeitsexperiment: reduzierte Fehlerquote, gesteigerte Reaktionszeit fMRT: nach Therapie frontales Aufmerksamkeitsnetzwerk	+
Neuroauditive Kortexreprogrammierung	Neuronale Reorganisation der Tonotopie im auditorischen Kortex	fMRT: Neurophysiologisch revidiert, da keine Aktivität im auditorischen Kortex	-
	Verbesserung des Hörvermögens	VAS: Verringerung der Tinnituslautstärke TF: keine Veränderung der Subskala „Auditive Probleme"	±
Tinnitusdekonditionierung	Selbstwirksame Steuerung körperlicher Reaktionen auf Tinnitus Wahrnehmung	TF: Reduktion im Gesamtwert MRT: morphologische Reduktion im ACC (weniger „Stress durch Tinnitus") Subjektive Bewertung der Entspannungsreaktion „sehr hilfreich" Reduktion der Komorbiditäten Angst und Depression (HADS, SCL-90-R)	+
	Subliminales Training auditiver Filterfunktionen	VAS: Reduktion der Tinnituslautstärke fMRT-Daten: Beteiligung von Insula, Gyrus cinguli, Hippocampus	+

Weitergehende Analysen zeigen, dass die musiktherapeutischen Techniken sehr spezifisch auf die verschiedenen Problembereiche der Tinnitussymptomatik einwirken müssen, um effektiv zu sein. Die im Rahmen der psychologischen Kontrollgruppe eingesetzen unspezifischen musikalischen Interventionen, können insofern vernachlässigt werden, als die Patienten das Anhören der Musikstücke im Rahmen des „Hörtrainings" allenfalls als „angenehm", aber nicht als zielführend empfanden.

Akustische Reize werden auch in der Tinnitus-Retraining-Therapie genutzt. Allerdings ist das dabei durch die Noiser erzeugte Breitbandrauschen ein sehr unspezifischer Reiz, der auch nur eine unspezifische neuronale Reaktion hervorruft – und insgesamt keine große Wirksamkeit erreicht (Hiller & Haerkötter 2005). Dieser Befund legt eine Rekonditionierung mit reizspezifischen Stimuli, also tonalem Reizmaterial und damit ein gezieltes Training der Steuerungsprozesse der Hörbahn nahe. Ergebnisse aus Tierexperimenten (Noreña & Eggermont, 2006) konnten direkte Belege für diese Hypothese bringen. Bei Katzen wurde durch Lärmexposition eine Innenohrschädigung erzeugt, die zu tinnitusähnlichen Veränderungen in kortikalen Arealen führte. Wurden die hörgeschädigten Tiere gezielt mit hohen Frequenzen im Bereich der größten Hörminderung stimuliert (so genanntes „enriched acoustic environment"), blieben diese tinntiusähnlichen Veränderungen jedoch aus oder konnten rückgängig gemacht werden. Durch die Resonanzübung und das neuromusikalische Hör- und Intonationstraining im Bereich der oktavierten Tinnitusfrequenz setzt die Musiktherapie diese Ansätze in aktiver Form um. Subjektiv berichten die Patienten über eine Verringerung der Tinnituslautstärke und der Gesamtbelastung. Da keine Tinnitus bezogenen Aktivitäten im primären und sekundären Kortex nachgewiesen werden konnten, wurde durch diese Intervention vermutlich insbesondere die Fähigkeit zur Reizintegration im tertiären Kortex geschult, wie die deutliche Aktivitässteigerung in der Insula während der Präsentation der individuellen Tinnitusfrequenz nach Abschluss der Therapie zeigt.

Aufmerksamkeitstrainings sind seit jeher wichtiger Bestandteil der Tinnitustherapie und die Wirksamkeit gezielte Hörtainings ist unbestritten. Die bestehenden Ansätze arbeiten überwiegend auf die Ablenkung der Aufmerksamkeit vom Tinnitus hin und setzen dazu verschiedenste Sinnesreize ein (vgl. Eysel-Gosepath etal. 2004). Im Gegensatz hierzu vermittelt die

DISKUSSION

Musiktherapie den Patienten die Möglichkeit einer gezielten Kontrolle von auditiven Prozessen. Dieses Hör- und Aufmerksamkeitstraining erweist sich als hocheffektiv, wie die Befunde aus dem Aufmerksamkeitsexperiment und der fMRT-Untersuchung verdeutlichen. Die Patienten sind durch die Therapie in der Lage, ihre Aufmerksamkeit deutlich besser zu steuern. Diese Fähigkeit hat eine hohe ökologische Validität, da ein wichtiges Problemfeld von Tinnituspatienten im Arbeitsalltag Aufmerksamkeits- und Konzentrationsprobleme sind (siehe z. B. Henry et al. 2002, Andersson & McKenna 2006).

Ein weiterer häufig angewandter Baustein aktueller Therapien sind verschiedene Praktiken der Entspannung (vgl. Martinez Devesa 2007). Neben verschiedenen Programmen zu körperlichen Entspannung, häufig mit musikalischer Unterstützung, wurde mittlerweile auch ein Konzept zur Behandlung von Tinnitus vorgestellt, das musikalische Stimulation, Noiser-Versorgung und Entspannungsinduktion verbindet: Anstelle des üblicherweise verwendeten Breitbandrauschens werden Geräuschgeneratoren mit spezieller Entspannungsmusik versehen, die zudem spektral der Hörminderung angepasst sind (Davis et al. 2007). Diese „Neuromonics" genannte Methode erzielte in ersten Studien eine hohe Effektivität und wird von den Probanden auch gut angenommen. Nachteil ist auch hier der relativ langwierige (bis zu 18 Monate) und kostenintensive Behandlungsaufwand. Das musiktherapeutische Entspannungstraining, das im Rahmen des Heidelberger Modells eingesetzt wird, kombiniert musikalische Distraktoren (= Einbettung der individuellen Tinnitusfrequenz in Entspannungsmusik) mit muskulärer Entspannung und imaginierter Wohlbefindensinduktion. Über die Bearbeitung der in der „Tinnitus-Landkarte" erfassten Tinnitus bezogenen Situationen und Faktoren erfolgt bereits während der Therapie eine patientenspezifische Tinnitusdekonditionierung. Da die extern eingespielten akustischen Stimuli schrittweise ausgeblendet werden, ermöglicht dieser multimodale Ansatz einen raschen Alltagstransfer, ohne die Patienten von externen Hilfsmitteln (z.B. CD-Player, Rauschgenerator) abhängig zu machen. Insgesamt spiegelt sich der Effekt dieses gezielten Vorgehens darin wieder, dass die Patienten die Intervention subjektiv überwiegend als „sehr wichtig" einstufen. Auf psychologischer Ebene kann eine Reduktion der Komorbiditäten Angst und Depression nachgewiesen werden. Neurologisch zeigen sich eine deutliche Steigerung der auditiven Filterfunktionen sowie eine Veränderung der emotionalen Verarbeitung des Tinnitus im limbischen System.

6.4 Integration der Ergebnisse zu einer möglichen Theorie des chronischen Tinnitus

Bisherige Modellvorstellungen (Jastreboff 1990) zur Tinnitusgenese folgen überwiegend der „Bottom-Up" – Theorie und gehen davon aus, dass subkortikale Zentren der aufsteigenden Hörbahn selbst zu aktiven Generatoren des Tinnitus werden und langfristig zu einer zentralen Repräsentanz des Tinnitus im Hörzentrum des Gehirns (primärer und sekundärer auditorischer Kortex) führen. Autonomem Nervensystem und limbischem System werden allenfalls die Tinnituswahrnehmung moderierende Funktionen zugeschrieben. Die im Bereich der Grundlagenforschung gewonnenen Erkenntnisse stammen überwiegend aus der tierexperimentellen Untersuchung von akut induziertem Tinnitus oder aus Studien mit Probanden, die ihren Tinnitus willkürlich beeinflussen konnten.

Die Daten der aktuellen Studien wurden an „durchschnittlichen" Patienten mit chronisch-tonalem Tinnitus erhoben. Die Befunde legen eine revidierte Sichtweise des chronischen Tinnitus nahe und sprechen sehr stark für die Top-down – Theorie: funktionell (fMRT) konnte keine Beteiligung der sensorischen Hörbahn während der Wahrnehmung eines extern eingespielten Sinustons in der individuellen Tinnitusfrequenz nachgewiesen werden. Dies weist darauf hin, dass Tinnitus nicht nur das Symptom einer veränderten Hörorganisation sein kann. Vielmehr resultiert Tinnitus den vorliegenden Ergebnissen zufolge aus einem komplexen Mechanismus, der in vielfältiger Weise auch nicht-auditive Gehirnstrukturen im limbischen System und in Aufmerksamkeitsarealen beinhaltet.

Die zentrale „Steuerungsinstanz" der Tinnituswahrnehmung scheinen Areale im tertiären Assoziationskortex (= Insula) zu sein. Die Insula ist für die Integration verschiedener Sinnesreize – insbesondere auch auditiver Informationen – verantwortlich (Bamiou 2003). Im Bereich der emotionalen Verarbeitung akustischer Stimuli wird dem anterioren Teil der Insula eine zentrale Rolle zugeschrieben (Wager & Barrett 2004). Als ergänzende Bedingung für die Entstehung und Aufrechterhaltung der Tinnituswahrnehmung konnte ein frontoparietales Aufmerksamkeitsnetzwerk nachgewiesen werden. Befunde zu neuronalen Mechanismen der Aufmerksamkeitskontrolle (Hopfinger et al. 2000) belegen, dass die selektive Aufmerksamkeit durch einen Top-Down-Mechanismus gesteuert wird, der ebenfalls enge Verbindungen zur Insula hat.

Möglicherweise erfolgen die Entstehung und die langfristige Aufrecherhaltung der Tinnitussymptomatik somit nach einem zweistufigen Mechanismus – nach initialer sensorischer Degeneration oder Schädigung erfolgt langfristig eine zentrale Reorganisation mit der Insula als koordinierendem Ausgangspunkt unter Beteiligung eines ausgeprägten frontoparietalen Aufmerksamkeitsnetzwerks.

Daher sind im chronischen Stadium der Tinnitussymptomatik therapeutische Ansätze, die ausschließlich auf sensorische Trainingsmaßnahmen oder entgegengesetzt nur psychologische Begleitsymptome fokussieren, weniger Erfolg versprechend als die vorgestellten musiktherapeutischen Maßnahmen, die speziell durch das Medium Musik emotionale, sensorische und aufmerksamkeitspsychologische Interventionen optimal verknüpfen.

6.5 Grenzen der Musiktherapie

Selbstverständlich muss berücksichtigt werden, dass die Musiktherapie nicht für alle Tinnituspatienten in Frage kommt. Aktuell ist das Konzept auf chronisch-tonalen Tinnitus beschränkt. Patienten im Akutstadium oder mit nicht-tonalem Tinnitus (beispielsweise Rauschen, Knacken oder Zischen) können noch nicht behandelt werden.

Im Vorfeld der musiktherapeutischen Behandlung ist eine umfassende medizinische und psychologische Eingangsuntersuchung notwendig. Ergibt diese Untersuchung dass der der Tinnitus in Zusammenhang mit einer manifesten psychiatrischen oder somatischen Grund- oder Folgeerkrankung (Somatisierungsstörung, Angsterkrankung, manifeste Depression) auftritt, reicht eine ambulante Musiktherapie nicht aus. Bei zu großem Belastungsgrad durch den Tinnitus selbst oder zu labiler Grunddisposition, ist ein stationärer Aufenthalt indiziert (Goebel et al. 2001).

Während der Therapie oder als Nachsorge kann eine konsiliarische HNO-ärztliche oder physiotherapeutische Betreuung erforderlich sein, beispielsweise bei somatischen Komorbiditäten oder ausgeprägter Presbyakusis. Da viele Patienten eine Hörminderung aufweisen, wäre häufig die adjuvante Anpassung von Hörgeräten indiziert, wie dies auch in der AWMF-Leitlinie formuliert ist. Viele Patienten lehnen jedoch ein Hörgerät ab und setzen ihre Hoffnung auf die Musiktherapie. Wie die Ergebnisse der Subskala „A = Hörprobleme" des Tinnitus-Fragebogens und annähernd gleich bleibende Hörschwelle in der CERA-Untersuchung verdeutlichen, kann durch die Musiktherapie keine ursachenbezogene Heilung von organisch verursachten Hörschädigungen erreicht werden. Daher liegt ein mögliches Ziel der Therapie auch in der Sensibilisierung der Patienten für eine weiterführende hörgeräteakustische Versorgung.

6.6 Schlussfolgerungen

Hesse & Schaaf (2007) weisen darauf hin, dass mehr umsetzbare ambulante Angebote zu Betreuung von Tinnituspatienten notwendig sind. Diese Versorgungslücke ist durch die Initiierung der Musiktherapie mit den drei verschiedenen Interventionsformen (Versorgung mit sechs bis zehn Sitzungen im wöchentlichen Abstand oder in Form von Kompaktwochen) geschlossen worden.

Die Musiktherapie nach dem „Heidelberger Modell" ist eine hochwirksame und kosteneffiziente Methode zur Behandlung von chronisch-tonalem Tinnitus. Die vorgelegten Befunde belegen diese Effektivität nicht nur auf psychologischer Ebene, sondern auch mit neurowissenschaftlichen Methoden und postulieren klare Zusammenhänge zwischen musiktherapeutischer Intervention und kortikaler Reorganisation. Die Erkenntnisse der aktuellen Studien regen weiterführende Fragestellungen an, die dazu beitragen könnten, Entstehungstheorien von Tinnitius auf neuronaler Ebene besser zu verstehen.

Insbesondere bedarf das genaue Zusammenspiel der einzelnen Komponenten im frontoparietalen Aufmerksamkeitsnetzwerk und die Bedeutung der Insula im Zusammenhang mit dem subjektiven Erleben und Bewerten von Tinnitus weiterer Forschungsanstrengungen. Ein weiteres interessantes Forschungsgebiet ist die Identifizierung und Verhinderung möglicher Chronifizierungsmechanismen. Bei hoher initialer Belastung durch den Tinnitus steigt die Wahrscheinlichkeit für eine langwierige Behandlungsodyssee stark an. Daher müssen effektive Maßnahmen ergriffen werden, um einer

DISKUSSION

Chronifizierung vorzubeugen. Die gezielte Anwendung des musiktherapeutischen Konzepts bei akutem Tinnitus bietet (in Kombination mit traditionellen medikamentösen Therapien) möglicherweise die Chance, auch auf neuronaler Ebene frühzeitig einer Reorganisation vorzubeugen (vgl. Noreña & Eggermont 2006).

Auf Basis der bisherigen Forschungsergebnisse ist die Ausweitung auf das Spektrum des nicht-tonalen Tinnitus lohnend. Die Resultate lassen darauf schließen, dass musikgestützte Trainingsmaßnahmen auch bei nicht-tonalem Tinnitus zu einer zufrieden stellenden und dauerhaft wirksamen Veränderung der Tinnitusrepräsentation führen könnten.

Darüber hinaus sollte die Wirksamkeit der einzelnen Module der Therapie differenzierter untersucht werden. Diese Wirkfaktorenforschung ist eine wichtige und zukunftsweisende Fortentwicklung der Musiktherapie. Neben der vertieften wissenschaftlichen Fundierung der Therapieform kann damit auch eine noch patientenspezifischere Behandlung realisiert werden.

7 Anhang

7.1 Musiktherapie-Manual: Elemente des Counsellings

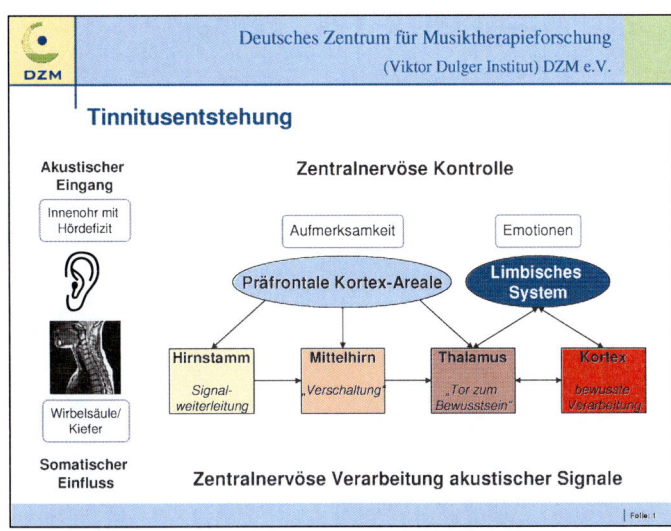

Abbildung 7-1: Tinnitusentstehung

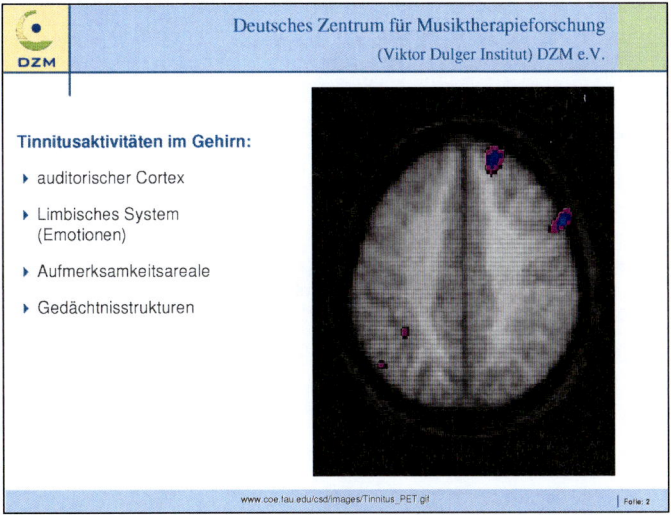

Abbildung 7-2: Tinnitusaktivitäten im Gehirn 1

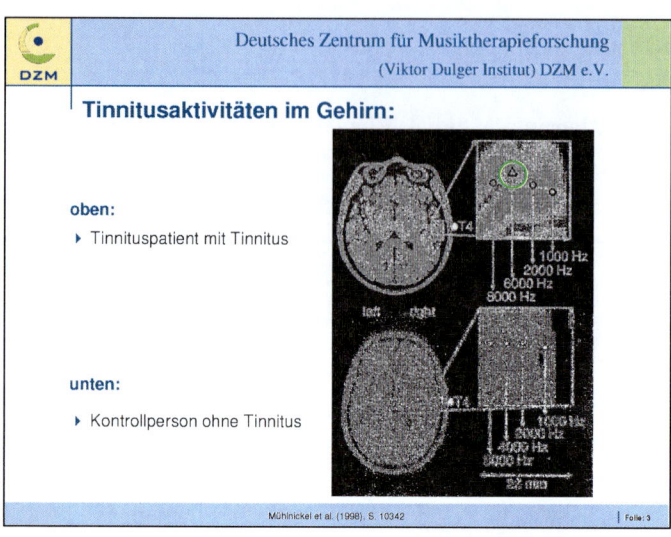

Abbildung 7-3: Tinnitusaktivitäten im Gehirn 2

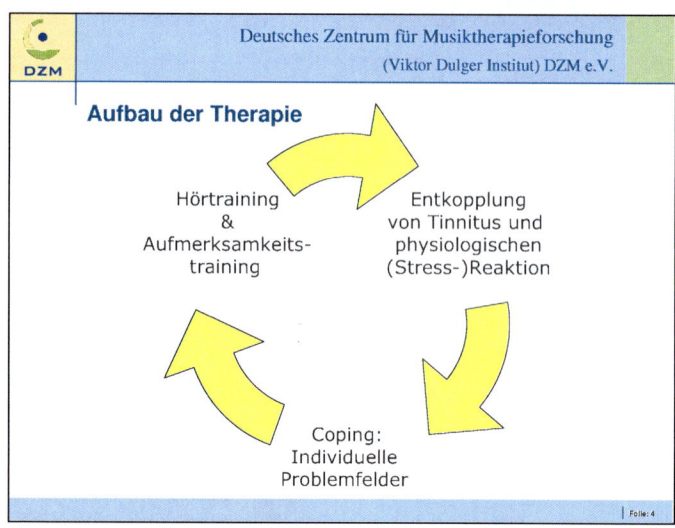

Abbildung 7-4: Aufbau der Therapie

7.2 Soziodemographische Variablen

Variable	Kategorie	Teilstudie 1				Teilstudie 2	
		Standard	Kompakt	Kurzzeit Leichte	Psychol. Kontroll	Standard	Kompakt
Geschlecht	Männlich	13	25	10	8	10	13
	Weiblich	11	8	4	8	6	11
Alter (Jahre)	MW ± SD	50,8 ± 11,9	44,8 ± 11,2	54,0 ± 10,0	56,8 ± 14,4	45,2 ± 8,0	47,2 ± 13,5
	Bereich	23 - 77	19 - 68	36 - 73	18 - 73	28 - 60	21 - 72
Familienstand	verheiratet	58,3 %	66,7 %	50,0 %	75,0 %	75,0 %	70,8 %
	verwitwet	16,7 %	18,2 %	21,4 %	6,3 %	12,5 %	4,2 %
	ledig	8,3 %	0,0 %	14,3 %	0 %	0 %	4,2 %
	getrennt	16,7 %	15,2 %	14,3 %	18,8 %	12,5 %	20,8 %
Kinder	Ja	66,7 %	71,9 %	71,4 %	62,5 %	62,5 %	75,0 %
Höchster Schulabschluss	Hauptschule	29,2 %	9,1 %	7,1 %	6,3 %	6,3 %	16,7 %
	Realschule	37,5 %	27,3 %	21,4 %	43,8 %	31,3 %	33,3 %
	Abitur	4,2 %	3,0 %	7,1 %	18,8 %	0,0 %	12,5 %
	Studium	29,2 %	57,6 %	57,1 %	18,8 %	62,5 %	33,3 %
	Sonstiges	0,0 %	3,0 %	7,1 %	12,5 %	0,0 %	4,2 %
Berufstätigkeit	Berufstätig	52,2 %	81,8 %	57,1 %	40,0 %	93,8 %	62,5 %
	Hausfrau/ Hausmann	8,7 %	0,0 %	0,0 %	0,0 %	0,0 %	8,3 %
	Ausbildung	4,3 %	6,1 %	0,0 %	6,7 %	6,3 %	4,2 %
	Ruhestand	26,1 %	3,0 %	21,4 %	20,0 %	0,0 %	12,5 %
	arbeitslos	8,7 %	3,0 %	21,4 %	33,3 %	0,0 %	8,3 %
	ohne Beruf	0,0 %	6,1 %	0,0 %	0,0 %	0,0 %	4,2 %

7.3 Statistische Auswertung des Tinnitus-Fragebogens

7.3.1 Einzelskalen TF (Prozentrangwerte: Mittelwert ± Standardabweichung)

Skala	Zeit-punkt	Teilstudie 1				Teilstudie 2	
		Standard	Kompakt	Kurzzeit "Leichte"	Psychol. Kontrolle	Standard	Kompakt
E	Prä	40,6 ± 24,4	40,2 ± 19,8	15,2 ± 12,5	36,7 ± 24,6	47,0 ± 22,8	46,6 ± 21,1
E	Post	28,9 ± 22,7	24,0 ± 21,1	7,5 ± 8,8	27,8 ± 19,4	23,3 ± 22,4	21,0 ± 10,4
E	FU	22,3 ± 13,9	17,5 ± 12,4	6,2 ± 6,0	28,0 ± 11,9	26,5 ± 29,6	23,6 ± 17,0
C	Prä	47,6 ± 23,3	40,5 ± 23,4	19,0 ± 12,9	43,5 ± 23,8	53,7 ± 21,0	52,3 ± 24,4
C	Post	32,4 ± 24,0	26,7 ± 23,3	13,4 ± 14,8	39,0 ± 12,9	36,5 ± 22,1	29,7 ± 18,0
C	FU	30,5 ± 19,7	19,3 ± 17,3	9,4 ± 8,3	39,4 ± 18,8	36,6 ± 30,6	32,8 ± 24,5
E+C	Prä	42,2 ± 22,3	39,9 ± 20,8	14,6 ± 11,8	38,6 ± 23,3	49,6 ± 20,0	47,6 ± 20,8
E+C	Post	28,9 ± 23,1	23,1 ± 21,5	7,7 ± 10,7	30,1 ± 15,5	27,6 ± 22,0	23,2 ± 12,4
E+C	FU	23,4 ± 15,5	16,1 ± 13,6	5,5 ± 6,4	35,4 ± 15,1	28,8 ± 30,3	26,3 ± 18,9
I	Prä	48,2 ± 20,2	51,9 ± 22,0	21,2 ± 16,1	57,8 ± 20,2	56,1 ± 22,3	60,7 ± 18,7
I	Post	37,4 ± 24,9	26,2 ± 20,7	13,6 ± 14,1	53,1 ± 14,0	37,8 ± 26,3	35,6 ± 18,3
I	FU	40,6 ± 26,7	26,9 ± 24,1	7,2 ± 7,4	38,9 ± 23,3	47,6 ± 30,1	43,5 ± 25,6
A	Prä	35,0 ± 23,3	36,3 ± 22,6	26,3 ± 23,1	46,2 ± 25,3	40,8 ± 24,0	37,7 ± 20,3
A	Post	38,0 ± 25,5	32,9 ± 18,0	24,6 ± 12,6	47,0 ± 25,4	38,6 ± 20,2	32,3 ± 21,6
A	FU	36,8 ± 21,7	35,8 ± 21,6	28,3 ± 15,6	36,0 ± 26,4	49,4 ± 22,6	36,7 ± 23,5
Sl	Prä	47,1 ± 26,0	53,7 ± 24,3	36,2 ± 17,8	56,3 ± 29,2	54,3 ± 24,2	63,6 ± 26,6
Sl	Post	43,4 ± 24,2	38,0 ± 18,5	27,2 ± 13,9	58,0 ± 30,0	41,3 ± 24,0	49,6 ± 22,4
Sl	FU	45,5 ± 25,4	32,9 ± 18,0	20,0 ± 3,8	46,4 ± 26,7	50,4 ± 28,4	52,3 ± 27,0
So	Prä	42,9 ± 23,4	46,3 ± 22,9	28,3 ± 18,5	61,8 ± 25,5	47,0 ± 22,8	46,6 ± 21,1
So	Post	38,9 ± 28,1	39,5 ± 22,1	29,5 ± 15,9	53,1 ± 28,6	23,3 ± 22,4	21,0 ± 10,4
So	FU	47,9 ± 27,8	37,4 ± 23,0	25,9 ± 15,7	44,0 ± 25,5	26,5 ± 29,6	23,6 ± 17,0

Skalen: E = *Emotionale Probleme*, C = *Kogntive Probleme*, E + C = *psychische Probleme*, I = *Penetranz des Tinnitus („Intrusiveness")*, A = *Hörprobleme („Auditory")*, Sl = *Schlafprobleme*, So = *Somatische Beschwerden*
Zeitpunkte: Prä = *vor der Therapie*, Post = *unmittelbar nach der Therapie*, FU = *Follow-up = 6 Monate nach der Therapie*

7.3.2 Vergleich der Gesamtwerte im Tinnitus-Fragebogen (absolute und relative Werte) mittels Varianzanalyse mit Messwiederholung (Prä vs. Post vs. Follow-up)

- Teilstudie 1: Gesamtwerte TF (ANOVA)

		ANOVA			Scheffé post-hoc		
		F-Wert	df	p			p
Absolute Veränderung	Haupteffekt Zeitpunkt (Prä vs. Post vs. Follow-up)	24,83	2, 77	.000	Prä	Post	.000
						Follow-up	.000
					Post	Follow-up	.913
	Haupteffekt Gruppen-zugehörigkeit	9,07	3, 78	.000	Standard	Kompakt	.999
					Leichte	Standard	.036
						Kompakt	.044
						Kontrolle	.000
					Kontrolle	Standard	.045
						Kompakt	.049
	Interaktion Gruppe x Zeit	3,57	6, 156	.002			
Relative Veränderung	Haupteffekt Zeitpunkt (Prä vs. Post vs. Follow-up)	3,76	3, 78	.014	Standard	Kompakt	.885
					Leichte	Standard	.841
						Kompakt	.999
					Kontrolle	Standard	.002
						Kompakt	.011
	Haupteffekt Gruppen-zugehörigkeit	5,83	3, 78	.001	Standard	Leichte"	.018
						Kompakt	.977
					Leichte	Standard	.999
						Kompakt	.990
	Interaktion Gruppe x Zeit				Kontrolle	Standard	.022

- *Teilstudie 2: Gesamtwerte TF (ANOVA)*

		ANOVA			Scheffé post-hoc		
		F-Wert	df	p			p
Absolute Veränderung	Haupteffekt Zeitpunkt	36,24	2, 39	.000	Prä	Post	.000
						Follow-up	.003
					Post	Follow-up	.604
	Haupteffekt Gruppenzugehörigkeit	0,10	1, 40	.760	---		
	Interaktion Gruppe x Zeit	0,19	2, 39	.829	---		
Relative Veränderung	Haupteffekt Zeitpunkt	0,50	1, 35	.484	---		
	Haupteffekt Gruppenzugehörigkeit	0,26	1, 35	.612	---		
	Interaktion Gruppe x Zeit	0,15	1, 35	.701	---		

7.3.3 Statistischer Vergleich der Einzelskalen im Tinnitus-Fragebogen (Prozentrangwerte) mittels Multivariater Varianzanalyse mit Messwiederholung

- *Teilstudie 1: Einzelskalen TF (MANOVA)*

Skala	Haupteffekt Zeitpunkt			Haupteffekt Gruppe			Interaktion Gruppe x Zeit		
	F-Wert	df	p	F-Wert	df	p	F-Wert	df	p
E	8,73		.000	11,19		.000	0,47		.828
C	5,75		.004	12,46		.000	0,54		.775
E + C	8,13		.000	13,54		.000	0,83		.549
I	8,86	2,242	.000	19,55	3,242	.000	1,27	6,242	.272
A	0,09		.918	3,07		.029	0,38		.891
Sl	3,73		.026	7,58		.000	0,82		.560
So	0,95		.389	6,20		.000	0,72		.631
MANOVA	2,47	16,404	.000	3,50	24,609	.001	0,98	48,1236	.514

- *Teilstudie 2: Einzelskalen TF (MANOVA)*

Skala	Haupteffekt Zeitpunkt			Haupteffekt Gruppe			Interaktion Gruppe x Zeit		
	F-Wert	df	p	F-Wert	df	p	F-Wert	df	p
E	0,22		.643	17,72		.000	0,04		.962
C	0,76		.387	8,87		.000	0,14		.874
E + C	0,54		.465	15,83		.000	0,04		.963
I	0,02	1, 107	.901	9,28	2, 107	.000	0,36	1, 107	.699
A	2,78		.098	0,93		.399	0,37		.691
Sl	1,66		.200	2,86		.062	0,18		.837
So	0,54		.462	1,64		.199	0,40		.675
MANOVA	1,19	16, 202	.313	2,67	8, 100	.001	0,44	16, 202	.969

7.4 Visuelle Analogskala (VAS)

7.4.1 Werte laut VAS „Wie stark ist Ihr Tinnitus aktuell (0- 10)?" (absolute Werte: Mittelwert ± Standardabweichung)

Zeit-punkt	Teilstudie 1				Teilstudie 2	
	Standard	Kompakt	Kurzzeit "Leichte"	Psychol. Kontrolle	Standard	Kompakt
Prä	6,4 ± 1,8	6,2 ± 1,8	5,0 ± 2,1	4,8 ± 1,6	6,7 ± 1,4	7,0 ± 1,5
Post	4,6 ± 1,9	4,0 ± 2,2	2,4 ± 1,2	6,3 ± 1,6	5,4 ± 1,6	5,3 ± 1,6
FU	4,8 ± 1,9	4,7 ± 1,9	2,6 ± 1,2	5,3 ± 3,1	5,8 ± 2,2	5,6 ± 1,8

7.4.2 Statistischer Vergleich der VAS-Werte (absolute Werte) mittels Varianzanalyse mit Messwiederholung

- Teilstudie 1: VAS (ANOVA)

	ANOVA			Scheffé post-hoc		
	F-Wert	df	F-Wert			p
Haupteffekt Zeitpunkt (Prä vs. Post vs. Follow-up)	9,56	3, 167	.000	Prä	Post	.000
					Follow-up	.013
				Post	Follow-up	.811
Haupteffekt Gruppenzugehörigkeit	9,40	1, 167	.002	Standard	Kompakt	.415
				Leichte	Standard	.000
					Kompakt	.044
					Kontrolle	.013
				Kontrolle	Standard	.599
					Kompakt	.986
Interaktion Gruppe x Zeit	1,00	3, 167	.396			---

- Teilstudie 2: VAS (ANOVA)

	ANOVA			Scheffé post-hoc		
	F-Wert	df	F-Wert			p
Haupteffekt Zeitpunkt (Prä vs. Post vs. Follow-up)	6,82	2, 107	,002	Prä	Post	,002
					Follow-up	,102
				Post	Follow-up	,320
Haupteffekt Gruppenzugehörigkeit	0,26	1, 107	,019			---
Interaktion Gruppe x Zeit	0,17	2, 107	,841			---

ANHANG

7.5 Symptom-Check-List (SCL-90-R)

7.5.1 Einzelskalen SCL-90-R (T-Werte: Mittelwert ± Standardabweichung)

Skala	Zeit-punkt	Teilstudie 1				Teilstudie 2	
		Standard	Kompakt	Kurzzeit "Leichte"	Psychol. Kontrolle	Standard	Kompakt
SOM	Prä	55,2 ±11,0	53,5 ±9,6	49,3 ±12,5	53,9 ±14,7	52,5 ±11,6	51,2 ±10,7
	Post	53,0 ± 7,6	50,1 ± 9,9	48,7 ± 13,5	56,3 ± 17,6	53,0 ± 7,6	44,2 ± 8,4
ZWA	Prä	55,3 ±8,7	58,5 ±12,7	50,9 ±14,6	53,7 ±15,6	53,7 ±12,7	56,5 ±10,4
	Post	53,6 ± 7,0	53,2 ± 11,2	43,8 ± 12,8	51,2 ± 16,5	53,6 ± 7,0	46,0 ± 10,0
UIS	Prä	50,0 ±8,7	55,7 ±13,2	46,8 ±8,1	48,9 ±12,1	49,7 ±12,2	52,7 ±12,3
	Post	47,5 ± 8,4	51,1 ± 12,5	43,4 ± 8,1	49,0 ± 11,4	47,5 ± 8,4	47,6 ± 9,9
DEP	Prä	55,1 ±10,0	60,7 ±12,9	50,4 ±9,7	54,8 ±11,9	53,3 ±13,5	56,0 ±9,8
	Post	47,9 ± 10,1	52,2 ± 10,2	45,9 ± 9,9	55,8 ± 11,2	47,9 ± 10,1	50,4 ± 10,2
ANG	Prä	52,7 ±9,3	56,3 ±11,7	49,7 ±9,9	57,1 ±12,5	52,6 ±13,0	53,5 ±9,6
	Post	51,1 ± 8,8	52,4 ± 9,7	50,6 ± 12,5	55,5 ± 13,7	51,1 ± 8,8	50,9 ± 9,7
AGG	Prä	51,6 ±9,2	57,1 ±10,0	45,1 ±5,7	53,2 ±11,6	53,9 ±11,1	55,8 ±11,1
	Post	50,6 ± 9,0	52,8 ± 7,6	46,2 ± 7,9	49,7 ± 11,4	50,6 ± 9,0	47,1 ± 11,0
PHO	Prä	51,2 ±9,0	55,9 ±10,2	53,5 ±9,9	53,4 ±11,8	52,3 ±11,4	49,6 ±8,9
	Post	50,1 ± 8,4	50,0 ± 8,0	49,5 ± 8,4	51,7 ± 9,3	50,1 ± 8,4	49,3 ± 9,2
PAR	Prä	54,3 ±10,0	56,8 ±11,9	50,7 ±12,0	52,5 ±10,9	52,2 ±10,7	54,8 ±8,9
	Post	49,8 ± 7,9	51,6 ± 9,1	46,4 ± 7,6	51,7 ± 13,0	49,8 ± 7,9	47,9 ± 8,6
PSY	Prä	52,5 ±9,6	52,4 ±19,3	50,6 ±7,1	53,6 ±11,2	50,6 ±11,8	52,3 ±10,8
	Post	47,0 ± 6,9	50,8 ± 9,2	47,7 ± 9,4	52,0 ± 12,6	47,0 ± 6,9	46,4 ± 8,9
GSI	Prä	55,1 ± 8,5	59,1 ± 12,0	46,1 ± 12,7	55,5 ± 16,0	52,0 ± 13,5	54,8 ± 9,7
	Post	50,5 ± 6,9	52,3 ± 10,6	43,6 ± 14,4	53,5 ± 17,5	50,5 ± 6,9	47,0 ± 10,7

Skalen: SOM = *Somatisierung,* ZWA = *Zwanghaftigkeit,* UIS = *Unsicherheit im Sozialkontakt,* DEP = *Depressivität,* ANG = *Ängstlichkeit,* AGG = *Feindseligkeit/Aggression,* PHO = *Phobische Angst,* PAR = *Paranoides Denken,* PSY = *Psychotizismus,* GSI = *Global Severity Index*

Zeitpunkte: Prä = *vor der Therapie,* Post = *unmittelbar nach der Therapie*

7.5.2 Statistischer Vergleich der Einzelskalen im SCL-90-R (T-Werte) mittels MANOVA mit Messwiederholung

- *Teilstudie 1: SCL-90-R Einzelskalen MANOVA*

Skala	Haupteffekt Zeitpunkt			Haupteffekt Gruppe			Interaktion Gruppe x Zeit		
	F-Wert	df	p	F-Wert	df	p	F-Wert	df	p
SOM	1,40		.247	0,46		.497	0,26		.771
ZWA	3,50		.018	5,05		.026	0,13		.875
UIS	4,27		.007	1,24		.267	0,95		.391
DEP	3,64		.015	4,75		.031	1,12		.330
ANG	1,87	3, 126	.138	1,38	1, 126	.242	0,56	2, 126	.571
AGG	6,34		.000	0,17		.686	2,01		.138
PHO	1,00		.395	4,26		.041	1,59		.209
PAR	2,79		.043	2,86		.093	0,36		.697
PSY	0,27		.845	1,32		.254	0,03		.970
GSI	4,69		.004	3,82		.053	0,56		.572
MANOVA	2,27	10, 117	.000	1,13	30, 357	.345	0,84	20, 236	.669

- *Teilstudie 2: SCL-90-R Einzelskalen MANOVA*

Skala	Haupteffekt Zeitpunkt			Haupteffekt Gruppe			Interaktion Gruppe x Zeit		
	F-Wert	df	p	F-Wert	df	p	F-Wert	df	p
SOM	2,50		.119	1,00		.322	5,04		.028
ZWA	3,20		.078	5,31		.024	1,76		.189
UIS	0,24		.629	4,25		.043	0,18		.674
DEP	0,37		.548	7,05		.001	0,10		.753
ANG	0,00	1, 68	.965	0,82	1, 68	.369	0,01	1, 68	.913
AGG	0,92		.342	3,35		.072	0,11		.742
PHO	0,01		.930	0,18		.676	0,18		.674
PAR	0,02		.880	8,51		.005	1,02		.315
PSY	0,07		.786	6,31		.014	0,29		.594
GSI	0,11		.740	5,65		.020	1,03		.314
MANOVA	1,45	10, 59	.181	1,86	10, 59	.071	1,14	10, 59	.350

7.6 Hospital Anxiety and Depression Scale (HADS)

7.6.1 Einzelskalen (Rohwerte: Mittelwert ± Standardabweichung)

Skala	Zeit-punkt	Teilstudie 1				Teilstudie 2	
		Standard	Kompakt	Kurzzeit "Leichte"	Psychol. Kontrolle	Standard	Kompakt
Angst	Prä	7,7 ± 3,6	8,4 ± 4,2	6,3 ± 4,1	8,2 ± 2,0	7,4 ± 3,9	8,1 ± 3,7
	Post	5,7 ± 2,9	6,5 ± 3,2	5,0 ± 3,9	5,9 ± 2,6	5,6 ± 2,2	5,5 ± 2,9
Depres	Prä	5,7 ± 3,4	7,5 ± 3,5	5,5 ± 3,9	5,3 ± 2,0	5,0 ± 2,9	6,8 ± 3,5
	Post	3,9 ± 1,5	5,2 ± 3,3	5,3 ± 4,2	4,8 ± 2,9	3,4 ± 1,7	5,0 ± 3,5

7.6.2 Statistischer Vergleich der Einzelskalen im HADS (Rohwerte) mittels MANOVA mit Messwiederholung

- *Teilstudie 1: HADS-Skalen MANOVA*

Skala	Haupteffekt Zeitpunkt			Haupteffekt Gruppe			Interaktion Gruppe x Zeit		
	F-Wert	df	p	F-Wert	df	p	F-Wert	df	p
Angst	2,34	3, 53	,084	1,95	1, 53	,168	0,60	3, 53	,615
Depression	1,01		,395	0,11		,746	0,39		,758
MANOVA	1,92	6, 106	,084	2,72	2, 52	,075	0,63	6, 106	,709

- *Teilstudie 2: HADS-Skalen MANOVA*

Skala	Haupteffekt Zeitpunkt			Haupteffekt Gruppe			Interaktion Gruppe x Zeit		
	F-Wert	df	p	F-Wert	df	p	F-Wert	df	p
Angst	0,14	1, 64	,708	7,26	1, 64	,009	0,27	1, 64	,606
Depression	4,74		,033	4,97		,029	0,03		,869
MANOVA	2,56	2, 63	,085	4,21	2, 63	,019	0,14	2, 63	,874

- *Anteile der Patienten in den drei Belastungsstufen der HADS*

		Teilstudie 1								Teilstudie 2			
		Standard		Kompakt		Kurzzeit "Leichte"		Psychol. Kontrolle		Standard		Kompakt	
		Prä	Post	Prä	Post	Prä	Prä	Post	Post	Prä	Post	Prä	Post
Angst	unauffällig	91 % n=22	96 % n=23	38 % n=12	50 % n=17	71 % n=11	71 % n=11	64 % n=10	64 % n=10	67 % n=8	83 % n=10	46 % n=11	83 % n=20
Angst	grenzwertig	9 % n=2	4 % n=1	31 % n=10	42 % n=14	29 % n=5	29 % n=5	27 % n=4	27 % n=4	17 % n=2	17 % n=2	33 % n=8	13 % n=3
Angst	auffällig	---	---	31 % n=10	8 % n=3	---	---	9 % n=1	9 % n=1	17 % n=2	---	21 % n=5	4 % n=1
Depression	unauffällig	50 % n=12	80 % n=19	53 % n=18	67 % n=22	100 % n=16	100 % n=16	100 % n=16	100 % n=16	83 % n=10	100 % n=12	54 % n=13	71 % n=17
Depression	grenzwertig	50 % n=12	20 % n=5	27 % n=9	25 % n=8	---	---	---	---	17 % n=2	---	38 % n=9	21 % n=5
Depression	auffällig	---	---	20 % n=7	8 % n=3	---	---	---	---	---	---	8 % n=2	8 % n=2

Einteilung:
0-7 Punkte = *unauffällig*
8-11 Punkte = *grenzwertig*
> 11 Punkte = *klinisch auffällig*

7.7 MRT-Untersuchung

7.7.1 morphologische Veränderungen: Zunahme an Grauer Substanz*

Talairach-Koordinaten			Hemisphäre	Struktur	BA	z-Wert
x	y	z				
-35	4	-26	Links	Amygdala	-/-	4.72
38	6	-28	Rechts	Amygdala	-/-	3.81
-38	-16	-26	Links	Gyrus parahippocampalis	20	3.80
38	-16	-25	Rechts	Gyrus parahippocampalis	20	3.80
-32	30	-8	Links	Orbitofrontaler Kortex	47/11	3.31
-6	55	-15			11	3.51
24	36	-13	Rechts	Orbitofrontaler Kortex	47/11	3.85
11	54	-19			11	3.83
-41	-27	20	Links	Primärer auditorischer Kortex	41	3.56
-59	-8	21	Links	Gyrus postcentralis	43	4.28
-15	9	15	Links	Corpus nucleus caudatus	-/-	4.25
-14	13	2	Links	Caput nucleus caudatus	-/-	3.83
18	9	19	Rechts	Corpus nucleus caudatus	-/-	3.42

7.7.2 funktionelle Veränderungen

- *fMRT –Aktivitätsmaxima in der Bedingung „Aufmerksamkeit" als Differenz „alle Tinnituspatienten > Kontrollgruppe"*

Talairach-Koordinaten			Hemisphäre	Struktur	BA	t-Wert df = 33
x	y	z				
52	-34	18	Rechts	Insula	13	3.85
-50	10	20	Rechts	Gyrus Frontalis Inferior	44	3.70
-46	-12	2	Rechts	Gyrus Temporalis Superior	22	3.79
0	24	18	Rechts	Gyrus cinguli anterior	24	3.68

---

* Talairach-Koordinaten, Hemisphäre, Struktur, nächstliegendes Brodmann Areal sowie statistische Auswertung (z-Test/t-Test), alle $p < .001$

ANHANG

- *fMRT –Aktivitätsmaxima in der Bedingung „Aufmerksamkeit" als Differenz „Kompaktgruppe > Kontrollgruppe"†*

Talairach-Koordinaten			Hemisphäre	Struktur	Areal	t-Wert df = 33
x	y	z				
50	-28	52	Rechts	Gyrus postcentralis	2	3,91
46	-18	50	Rechts	Gyrus postcentralis	3	4,41
-58	-4	26	Links	Gyrus postcentralis	4	3,81
-28	56	6	Links	Gyrus fron. Sup.	10	3,86
50	-54	18	Rechts	Gyrus temp. Sup.	22	3,58
-2	-2	28	Links	Gyrus cinguli	24	3,91
10	-34	36	Rechts	Gyrus cinguli	32	3,80
24	-20	-14	Rechts	Gyrus parahippocampalis	35	3,98
40	-32	54	Rechts	Gyrus postcentralis	40	4,22
-54	8	6	Links	Gyrus precentralis	44	4,54
-48	26	20	Links	Gyrus front. inf.	45	3,69
-40	28	18	Links	Gyrus front. med.	46	4,44
34	-22	-12	Rechts	Gyrus parahippocampalis	-/-	3,75
-24	2	10	Links	Nucleus lentiformis	-/-	3,76

- *Lokalisation der Aktivitätsmaxima in der Bedingung „Aufmerksamkeit" („Standardgruppe > Kontrollgruppe")*

Talairach-Koordinaten			Hemisphäre	Struktur	BA	t-Wert df = 33
x	y	z				
44	-16	48	Rechts	Gyrus postcentralis	3	4,59
44	-36	54	Rechts	Lobus pariet. inf.	40	4,33
-58	6	14	Rechts	Gyrus front. inf.	44	4,52
-52	24	18	Rechts	Gyrus front. inf.	45	3,57
44	-16	48	Rechts	Gyrus postcentralis	3	4,59

† Talairach-Koordinaten, Hemisphäre, Struktur, nächstliegendes Brodmann Areal sowie statistische Auswertung (t-Test), alle p < .001

Literaturverzeichnis

Allman, J M , Hakeem, A , Erwin, J M , Nimchinsky, E , & Hof, P (2001): The anterior cingulate cortex: The evolution of an interface between emotion and cognition. Annals New York Academy of Sciences, 935, 107-117

Alvarez DJ, Rockwell PR (2002): Trigger Points: Diagnosis and management. Am Fam Physician 65: 653 - 660

Andersson G, Lyttkens L (1999): A meta-analytic review of psychological treatments for tinnitus. Br J Audiol 33: 201-210

Andersson G, Lyttkens L, Hirvelä C, Furmark T, Tillfors M, Fredrikson M (2000): Regional cerebral blood flow during tinnitus: a PET case study with lidocaine and auditory stimulation. Acta Otolaryngol 120: 967 – 972

Andersson G, McKenna L (2006): The role of cognition in tinnitus. Acta Otolaryngol Suppl. 556: 39-43

Argstatter H, Haberbosch W, Bolay HV (2006): Study of the effectiveness of musical stimulation during intracardiac catheterization: Clin Res Cardiol 95: 1-9

Argstatter H, Hillecke TK, Bradt J, Dileo C (2007c): Der Stand der Wirksamkeitsforschung – Ein systematisches Review musiktherapeutischer Meta-Analysen. Verhaltenstherapie & Verhaltensmedizin 28: 39-61

Argstatter H, Plinkert P, Bolay HV (2007a): Musiktherapie bei Tinnitus. Interdisziplinäre Pilotstudie zur Überprüfung des Heidelberger Modells. HNO 55: 375-383

Argstatter H, Wormit AF, Plinkert P, Bolay HV (2007b): Musiktherapie bei chronischem Tinnitus. Verhaltenstherapie & Verhaltensmedizin 28: 115-125

Arnold W, Bartenstein P, Oestreicher E, Romer W, Schwaiger M (1996): Focal metabolic activation in the predominant left auditory cortex in patients suffering from tinnitus: a PET study with [18F]deoxyglucose. ORL J Otorhinolaryngol Relat Spec 58: 195-199

Attias J, Besloff I, Furman V, Urbach D (1995): Auditory event related potentials in simulated tinnitus. J Basic Clin Physiol Pharmacol 6: 173-183

Attias J, Furman V, Shemesh Z, Bresloff I (1996): Impaired brain processing in noise-induced tinnitus patients as measured by auditory and visual event-related potentials. Ear Hear 17: 327-333

Attias J, Urbach D, Gold S, Shemesh Z (1993): Auditory event related potentials in chronic tinnitus patients with noise induced hearing loss. Hear Res 71: 106-113

Baguley D, Norman M (2001): Tinnitus Handicap Inventory. J Am Acad Audiol 12: 379-380

Baguley DM, Axon P, Winter IM, Moffat DA (2002): The effect of vestibular nerve section upon tinnitus. Clin Otolaryngol Allied Sci 27: 219-226

Baguley, DM (2002): Mechanisms of tinnitus. Br Med Bull 63: 195-212

LITERATURVERZEICHNIS

Bamiou DE, Musiek FE, Luxon LM (2003): The insula (Island of Reil) and its role in auditory processing.brain Res Rev 42: 143-154

Bartels H, Staal MJ, Albers FWJ (2007): Tinnitus and neural plasticity of the brain. Otol Neurotol 28:178-184

Bennett MH, Kertesz T, Yeung P (2007): Hyperbaric oxygen for idiopathic sudden sensorineural hearing loss and tinnitus. Cochrane Database Syst Rev 24: CD004739

Biesinger E, Heiden C, Greimel V, Lendle T, Höing R, Albegger K (1998): Strategien in der ambulanten Behandlung des Tinnitus. HNO 46: 157-169

Blood AJ, Zatorre RJ, Bermudez P, Evans AC (1999): Emotional responses to pleasant and unpleasant music correlate with activity in paralimbic brain regions. Nat Neurosci 2:382—387

Bolay HV, Selle EW (1982): Entspannung nach musiktherapeutischen Gesichtspunkten – Trainerhandbuch. 1. Aufl. Neues Forum, Schweinfurt

Bundesarbeitsgemeinschaft Musiktherapie (2003): Kasseler Thesen zur Musiktherapie. [Online im Internet] URL: http://musiktherapie-bvm.de/uploads/media/Ethikkodex.pdf] [Stand: 17.08.2007, 12:44]

Cacace AT, Cousins JP, Parnes SM, McFarland DJ, Semenoff D, Holmes T, Davenport C, Stegbauer K, Lovely TJ (1999): Cutaneous-evoked tinnitus. II. Review of neuroanatomical, physiological and functional imaging studies. Audiol Neurootol 4: 258-268

Cacace AT, Parnes SM, Lovely TJ, Winter DF, McFarland DJ (1996): Gaze-evoked tinnitus following unilateral peripheral auditory deafferentiation: a case for anomalous cross-modal plasticity, 354-358. In: Salvi R, Hederson D, Fiorino F, Colletti V (Hrsg.): Auditory system plasticity and regeneration. 1. Aufl. Thieme Medical, New York

Cazals Y (2000): Auditory sensori-neural alterations induced by salicylate. Prog Neurobiol 62:583-631

Cohen J. (1988): Statistical power analysis for the behavioral sciences. 2. Aufl. Hillsdale (NJ), Lawrence Earlbaum Associates

Colding-Jørgensen E, Lauritzen M, Johnsen N, Mikkelsen K, Saermark K (1992): On the evidence of auditory evoked magnetic fields as an objective measure of tinnitus. Electroencephalogr Clin Neurophysiol 83: 322-327

Corbetta M, Shulman GL (2002): Control of Goal-directed and Stimulus-driven Attention In the Brain. Nat Rev Neurosci. 3:201-215

Cramer A (2002): Grundlagen und Möglichkeiten der Musik- und Klangtherapie als Behandlungsmaßnahme bei Tinnitus. 1. Aufl. Dohr, Köln- Rheinkassel

D'Amelio R, Archonti C, Scholz S, Falkai P, Plinkert PK, Delb W (2004): Psychological distress associated with acute tinnitus. HNO 52: 599-603

Davis A, El Rafaie A (2000): Epidemiology of Tinnitus, 1-24. In: Tylor RS (Hrsg.): Tinnitus handbook. 1. Aufl. Singular, San Diego

De Ridder D, Fransen H, Fancois O, Sunaert S, Kovacs S, van de Heyning P (2006): Amygadohippocampal involvement in tinnitus and auditory memory. Acta Otolaryngol 126: 50-53

Delb W, D´Amelio R, Archonti C, Schonecke Q (2002a): Tinnitus. Ein Manual zur Tinnitus-Retrainingtherapie. 1. Aufl. Hogrefe, Göttingen

Delb W, D'Amelio R, Boisten CJ, Plinkert PK (2002b): Kombinierte Anwendung von Tinnitusretrainingtherapie (TRT) und Gruppenverhaltenstherapie. HNO 50: 997-1004

Diesch E, Struve M, Rupp A, Rittner S, Hülse M, Flor H (2004) : Enhancement of steady-state auditory evoked magnetic fields in tinnitus. Eur J Neurosci 19: 1093-1104

Dietrich V (2003): Magnetenzephalographische Untersuchungen der plastischen Reorganisation im auditorischen Kortex bei partiellem Hochtonverlust. Med. Dissertation, Universität Münster

Dobie R (1999): A review of randomized clinical trials in tinnitus. Laryngoscope 109: 1202-1211

Eggermont JJ (2006): Cortical tonotopic map reorganization and its implications for treatment of tinnitus. Acta Otolaryngol Suppl 556: 9-12

Eysel-Gosepath K, Gehards F, Schicketanz KH, Teichmann K, Benthlen M (2004): Aufmerksamkeitslenkung in der Tinnitustherapie. HNO 52: 431–438

Feldmann H (1992): Allgemeine Strategie der Tinnitustherapie, 93-100. In: Feldmann H (Hrsg.): Tinnitus. 1. Aufl. Thieme, Stuttgart New York

Flor H, Hoffmann D, Struve M, Diesch E (2004): Auditory Discrimination Training for the treatment of tinnitus. Appl Psychophysiol Biofeedback 29: 113-120

Florida Atlantic University (2007): Positron Emission Tomography (PET) demonstration of the response of the brain in individuals with Tinnitus. [Online im Internet] URL: http://www.coe.fau.edu/csd/images/Tinnitus_PET.gif [Stand: 24.07.2007, 10:28]

Folmer RL, Griest SE (2003): Chronic tinnitus resulting from head or neck injuries. Laryngoscope 113: 821-827

Franke GH (2002): SCL-90-R - Die Symptom-Checkliste von L,R, Derogatis - dt, Version. 1. Aufl. Beltz, Göttingen

Gardner A, Pagani M, Jacobson H, Lindberg G, Larsson SA, Wägner A, Hällström T (2002): Differences in resting state regional cerebral blood flow assessed with 99mTc-HMPAO SPECT and brain atlas matching between depressed patients with and without tinnitus. Nucl Med Commun 23: 429-439

Giraud AL, Chéry-Croze S, Fischer G, Fischer C, Vighetto A, Grégoire MC, Lavenne F, Collet L (1999): A selective imaging of tinnitus. Neuroreport 10: 1-5

Goebel G (1997): Retraining Therapie bei Tinnitus – Paradigmenwechsel oder alter Wein in neuen Schläuchen? HNO 45: 664-667

Goebel G, Decot E, Marek A (2001): Entscheidungshilfen bei Diagnostik und Wahl psychologischer Behandlungsmethoden. HNO 49: 1036-1047

Goebel G, Hiller W (1998): Tinnitus-Fragebogen (TF). 1. Aufl. Hogrefe, Göttingen

Goebel G, Hiller W (2001): Strukturiertes Tinnitus-Interview (STI). 1. Aufl. Hogrefe, Göttingen

Greimel M, Biesinger E (1999): Psychologische Prinzipien bei der Behandlung von Tinnituspatienten. HNO 47: 157-169

Gronholz E (2000): Der therapeutische Effekt von reiner und modifizierter Violinmusik bei chronischem Tinnitus; eine prospektive randomisierte Doppelblindstudie bei 100 Patienten. Dr. phil. Dissertation, Universität Düsseldorf

Hallam RS (1987): Psychological approaches to the evaluation and management of tinnitus distress, 156-175. In: Hazell J (Hrsg.): Tinnitus. 1. Aufl. Churchill Livingstone, Edinburgh

Hallam RS, Rachman S, Hinchcliffe R (1984): Psychological aspects of tinnitus, 31-53. In: Rachman S (Hrsg.): Contributions to medical psychology. 1. Aufl. Pergamon, Oxford

Handscomb L (2006): Use of bedside sound generators by patients with tinnitus-related sleeping difficulty: which sounds are preferred and why? Acta Otolaryngol Suppl 556: 59-63

Hartmann M (2003): Zur Psychophysiologie des Tinnitus. Med. Dissertation, Universität Kiel

Heller A.J (2003): Classification and epidemiology of tinnitus. Otolaryngol Clin North Am 36: 239-248

Heller MF, Bergman M (1953): Tinnitus aurium in normally hearing persons. Ann Otol Rhinol Laryngol 62: 73-83

Henry JA, Jastreboff MM, Jastreboff PJ, Schechter MA, Fausti SA (2002): Assessment of patients for treatment with tinnitus retraining therapy. J Am Acad Audiol 13: 523-544

Henry JA, Rheinsburg B, Zaugg T (2004): Comparison of custom sounds for achieving tinnitus relief. J Am Acad Audiol 15: 585-598

Henry JA,. Schechter MA, Zaugg TA, Griest S, Jastreboff PJ, Vernon JA, Kaelin C, Meikle MB, Lyons KS, Stewart BJ (2006): Clinical trial to compare tinnitus masking and tinnitus retraining therapy. Acta Otolaryngol 126: 64-69

Herraiz C, Diges I, Cobo P, Plaza G, Aparicio JM (2006): Auditory discrimination therapy (ADT) for tinnitus managment: preliminary results. Acta Otolaryngol Suppl 556: 80-83

Herrmann C (1997): International experiences with the Hospital Anxiety and Depression Scale--a review of validation data and clinical results. J Psychosom Res 42: 17-41

Herrmann C, Buss U, Snaith RP (1995): Hospital Anxiety and Depression Scale – Deutsche Version (HADS-D). 1. Aufl. Hogrefe, Göttingen

Hesse G (2001): Tinnitus-Retraining-Therapie – Indikation und Behandlungsziele. HNO 50: 973-975

Hesse G, Rienhoff NK, Nelting M, Brehmer D. (1999): Medikamentenkosten bei Patienten mit chronischem Tinnitus. HNO 47: 658–660

Hesse G, Schaaf H (2007): Musiktherapie bei Tinnitus – Wirkungsvolle Ergänzung zur Habituations- und Hörtherapie. HNO, 55: 328-330.

Hillecke TK, Wilker FW (2007): Ein heuristisches Wirkfaktorenmodell der Musiktherapie. Verhaltenstherapie & Verhaltensmedizin 28: 62-85

Hillecke, TK (2002): Effektivität und theoretische Aspekte von Musiktherapie bei Patienten mit chronischen, nicht malignen Schmerzen. Med. Dissertation, Universität Heidelberg

Hiller W, Haerkötter C (2005): Does sound stimulation have additive effects on cognitive-behavioral treatment of chronic tinnitus? Behav Res Ther, 43, 595-612.

Hilton M, Stuart E (2004): Ginkgo biloba for tinnitus. Cochrane Database Syst Rev 2: CD003852

Hoke M, Feldmann H, Pantev C, Lutkenhoner B, Lehnertz K (1989): Objective evidence of tinnitus in auditory evoked magnetic fields. Hear Res 37: 281-286

Hoke M, Pantev C, Lutkenhoner B, Lehnertz K (1991): Auditory cortical basis of tinnitus. Acta Otolaryngol Suppl 491: 176-182

Hopfinger JB, Buonocore MH, Mangun GR (2000): The neural mechanisms of topdown attentional control. Nat Neurosci 3: 284-291

Hoth S, Lenarz T, Jünehmann KH (1994): Elektrische Reaktions- Audiometrie. 1. Aufl. Springer, Berlin Heidelberg

Hülse M, Hölzl M (2004): Effektivität der manuellen Medizin in der HNO - Eine retrospektive Langzeituntersuchung. HNO 52: 227–234

Irvine DR, Rajan R, Brown M (2001): Injury- and use-related plasticity in adult auditory cortex. Audiol Neurootol 6: 192-195

Ising H, Babisch W, Hanel J, Kruppa B, Pilgramm M (1995): Empirische Untersuchungen zu Musikhörgewohnheiten von Jugendlichen. Optimierung der Schallpegelbegrenzung für Kassettenabspielgeräte und Diskotheken. HNO 43: 244–249

Jacobson G, P, Ahmad B, K, Moan J, Newman C, W, Tepley N, Wharton J (1991): Auditory evoked cortical magnetic field (M100-M200) measurements in tinnitus and normal groups. Hear Res 56: 44-52

Jacobson GP, Calder JA, Newman CW, Peterson EL, Wharton JA, Ahmad BK (1996): Electrophysiological indices of selective auditory attention in subjects with and without tinnitus. Hear Res 97: 66-74

Jacobson GP, Kraus N, McGee T (1997): Hearing as reflected in middle and long latency event-related potentials (ERPs), 46-84. In: Alford B, Jenkins H, Jerger J (Hrsg.): Electrophysiologic evaluation in Otolaryngology. 1. Aufl. New York, Karger

Jacobson GP, McCaslin DL (2003): A reexamination of the long latency N1 response in patientes with tinnitus. J Am Acad Audiol, 14: 393-400

Jacobson NS, Truax P (1991): Clinical significance: a statistical approach to defining meaningful change in psychotherapy research. J Consult Clin Psychol 59: 12-19

Jäger B, Lamprecht F (2002): Die psychologische Behandlung des chronischen, subjektiven Tinnitus, 231-252. In Strauß B (Hrsg.): Psychotherapie bei körperlichen Erkrankungen. 1. Aufl. Hogrefe, Göttingen

Jastreboff PJ (1990): Phantom auditory perception (tinnitus) mechanisms of generation and perception. Neurosci Res 8: 221-254

Jastreboff PJ, Hazell JW (1993): A neurophysiological approach to tinnitus: clinical implications. Br J Audiol 27: 7-17

Jastreboff, PJ, Jastreboff MM (2006): Tinnitus retraining therapy: a different view on tinnitus. ORL J Otorhinolaryngol Relat Spec 68: 23-30

Johansson MS, Arlinger SD (2003): Prevalence of hearing impairment in a population in Sweden. Int J Audiol 42: 18-28

Jourdain R (1998): Das wohltemperierte Gehirn. Wie Musik im Kopf entsteht und wirkt. 1. Aufl. Spektrum, Heidelberg.

Kaldo-Sandström V, Larsen HC, Andersson G (2004): Internet-based cognitive-behavioral self-help treatment of tinnitus: clinical effectiveness and predictors of outcome. Am J Audiol 13: 185-192

Kaltenbach JA (2006): The dorsal cochlear nucleus as a participant in the auditory, attentional and emotional components of tinnitus. Hear Res 216-217: 224-234

Kanfer FH, Reinecker H, Schmelzer D (2000): Selbstmanagement-Therapie. Ein Lehrbuch für die klinische Praxis. 3. Aufl. Springer, Berlin

Koelsch (2005): Investigating emotion with music: neuroscientific approaches. Ann N Y Acad Sci. 1060:412-418

König O, Schaette R, Kempter R, Gross M (2006): Course of hearing loss and occurrence of tinnitus. Hear Res 221: 59-64

Konzag TA, Rubler D, Bloching M, Bandemer-Greulich U, Fikentscher E, Frommer J (2006): Counselling versus Selbsthilfemanual bei ambulanten Tinnituspatienten - Ein Effektivitätsvergleich. HNO 54: 599-604

Kordy H, Hannöver W (2000): Die Evaluation von Psychotherapie und das Konzept der klinisch bedeutsamen Veränderung. S 477–495. In: Laireiter AR (Hrsg.): Diagnostik in der Psychotherapie. 1. Aufl. Springer, Wien

Kovacs S, Peeters R, Smits M, De Ridder D, Van Hecke P, Sunaert S (2006): Activation of cortical and subcortical auditory structures at 3 T by means of a functional magnetic resonance imaging paradigm suitable for clinical use. Invest Radiol 41: 87-96

Kristeva R, Lutkenhoner B, Ross B, Elbert T, Kowalik Z, Hapson S, Hoke M, Feldman H (1992): The amplitude ratio M200/M100 of the auditory evoked magnetic field in normal hearing subjects and tinnitus patients. 327-329. In: Aran JM, Dauman RJM (Hrsg.): Proceedings of the Fourth International Tinnitus Seminar: Tinnitus 91. 1. Aufl. Kugler, Amsterdam

Kröner-Herwig B, Biesinger E, Gerhards F, Goebel G, Greimel KV, Hiller W (2000): Retraining therapy for chronic tinnitus. Scand Audiol, 29: 67-78

Kusatz M (2003a): Das Krefelder Modell (KM) – Stellenwert der Musiktherapie in einem multimodalen Behandlungskonzept bei subakutem und chronischem Tinnitus. Med. Dissertation, Universität Witten/Herdecke

Kusatz M, Ostermann T, Aldridge D (2003): Auditive Stimulation Therapy AST® as an intervention in subacute and chronic tinnitus. Music Therapy Today 4 [Online im Internet] URL: http://musictherapyworld.net/modules/mmmagazine/showdownloads.php?downloadtoshow= 73 [Stand: 16.08.2007, 17:49]

Kusatz M, Ostermann T, Aldridge D (2005): Auditive stimulation therapy as an intervention in subacute and chronic tinnitus: a prospective observational study. Int Tinnitus J 11:163-9

Lambert MJ (1992): Psychotherapy outcome research: Implications for integrative and eclectic therapists. In Norcross JC, Goldfried MR (Hrsg.): Handbook of Psychotherapy Integration, 94-129 1. Aufl. BasicBooks, New York

Langguth B, Eichhammer P, Kreutzer A, Maenner P, Marienhagen J, Kleinjung T, Sand P, Hajak G (2006): The impact of auditory cortex activity on characterizing and treating patients with chronic tinnitus--first results from a PET study. Acta Otolaryngol Suppl 556: 84-88

Langner G (2006): Neuroakustik [Online im Internet] URL: http://www.tu-darmstadt.de/bitz/images/neuroakustik.png [Stand: 16.08.2007, 17:11]

Laurikainen E, Johansson R, Akaan-Penttila E, Haapaniemi J (2000): Treatment of severe tinnitus. Acta Otolaryngol Suppl 543: 77-78

Lebisch H, Pilgramm M, Döding S (2007): Tinnituskompaktkur/Integrierte Versorgung chronischer Tinnitus - Vergleich zweier Diagnostik- und Therapieverfahren. German Medical Science GMS Publishing House, Düsseldorf, Doc 07hnod040 [Online im Internet:] URL: http://www.egms.de/en/meetings/hnod2007/07hnod040.shtml [Stand: 26.06.2007, 14:32]

Lenarz T (1998): Leitlinie Tinnitus der deutschen Gesellschaft für Hals-Nasen-Ohren-Heilkunde, Kopf- und Halschirurgie. Konsensuspapier im Auftrag des Präsidiums. Laryngorhinootologie, 77: 531-535

Levine RA (1999): Somatic (craniocervical) tinnitus and the dorsal cochlear nucleus hypothesis. Am J Otolaryngol 20: 351-362

Levine RA, Abel M, Cheng H (2003): CNS somatosensory-auditory interactions elicit or modulate tinnitus. Exp Brain Res 153: 643–648

Lockwood AH, Salvi RJ, Burkard RF (2002): Tinnitus. N Engl J Med 347: 904-910

Lockwood AH, Salvi RJ, Burkard RF, Galantowicz PJ, Coad ML, Wack DS (1999): Neuroanatomy of tinnitus. Scand Audiol Suppl 51: 47-52

Lockwood AH, Salvi RJ, Coad ML, Towsley ML, Wack DS, Murphy BW (1998): The functional neuroanatomy of tinnitus: evidence for limbic system links and neural plasticity. Neurology 50: 114-120

Lockwood AH, Wack DS, Burkard RF, Coad ML, Reyes SA, Arnold SA, Salvi RJ (2001) : The functional anatomy of gaze-evoked tinnitus and sustained lateral gaze. Neurology 56: 472-480

Martinez Devesa P, Waddell A, Perera R, Theodoulou M (2007): Cognitive behavioural therapy for tinnitus. Cochrane Database Syst Rev 24: CD005233

Meikle M, Taylor-Walsh E (1984): Characteristics of Tinnitus and related observations in over 1800 tinnitus clinical patients. J Laryngol Otol 9: 17-21

Melcher JR, Sigalovsky IS, Guinan JJ Jr, Levine RA (2000): Lateralized tinnitus studied with functional magnetic resonance imaging: abnormal inferior colliculus activation. J Neurophysiol 83: 1058-1072.

Mirz F, Gjedde A, Sodkilde-Jrgensen H, Pedersen CB (2000b): Functional brain imaging of tinnitus-like perception induced by aversive auditory stimuli. Neuroreport 11: 633-637

Mirz F, Pedersen B, Ishizu K, Johannsen P, Ovesen T, Stodkilde-Jorgensen H, Gjedde A (1999): Positron emission tomography of cortical centers of tinnitus. Hear Res 134: 133-144

Møller AR (2006): Neural plasticity in tinnitus. Prog Brain Res 157: 365-372

Møller AR, Moller MB, Yokota M (1992): Some forms of tinnitus may involve the extralemniscal auditory pathway. Laryngoscope 102:1165-1171

Mrena R, Savolainen S, Kuokkanen JT, Ylikoski J (2002): Characteristics of tinnitus induced by acute acoustic trauma: a long-term follow-up. Audiol Neurootol 7: 122-130

Mühlau M, Rauschecker P, Oestreicher E, Gaser C, Röttinger M, Wohlschläger AM, Simon F, Etgen T, Conrad B, Sander D (2006): Structural brain changes in tinnitus. Cereb Cortex 16: 1283-1288

Mühlnickel W, Elbert T, Taub E, Flor H (1998): Reorganization of auditory cortex in tinnitus. Proc Natl Acad Sci U S A 95: 10340-10343

Newman CW, Jacobson GP, Spitzer JB (1996): Development of the Tinnitus Handicap Inventory. Arch Otolaryngol Head Neck Surg 122: 143-148

Nicolas-Puel C, Akbaraly T, Lloyd R, Berr C, Uziel A, Rebillard G, Puel JL (2006): Characteristics of tinnitus in a population of 555 patients: specificities of tinnitus induced by noise trauma. Int Tinnitus J 12: 64-70

Olderog M (1999): Metaanalyse zur Wirksamkeit psychologisch fundierter Behandlungskonzepte des chronischen dekompensierten Tinnitus. Z Med Psychol 1: 5-18

Osaki Y, Nishimura H, Takasawa M, Imaizumi M, Kawashima T, Iwaki T, Oku N, Hashikawa K, Doi K, Nishimura T, Hatazawa J, Kubo T (2005): Neural mechanism of residual inhibition of tinnitus in cochlear implant users. Neuroreport 16: 1625-1628

Östreicher E. Willoch F, Lamm K, Arnold W, Bartensein P (1999): Changes in metabolic glucose rate in the central nervous sytem induced tinnitus. Assoc Res Otolarygol 22: 42

Özdoğmuş Ö, Sezen O, Kubilay U, Saka E, Duman U, Şan T, Çavdar S (2004): Connections between the facial, vestibular and cochlear nerve bundles within the internal auditory canal. J Anat 205: 65–75

Parnes SM (1997): Current concepts in the clinical management of patients with tinnitus. Eur Arch Otorhinolaryngol 254: 406-409

Peroz I (2003): Funktionsstörungen des Kauorgans bei Tinnituspatienten im Vergleich zu einer Kontrollgruppe. HNO 51: 544-549

Perry BP, Gantz BJ, Rubinstein JT (2001): Acoustic neuromas in the elderly. Otol Neurotol 22: 389-391

Pilgramm M, Rychlik R, Lebisch H, Siedentop H, Goebel G, Kirchhoff D (1999): Tinnitus in der Bundesrepublik Deutschland - eine repräsentative epidemiologische Studie. HNO aktuell 7: 261-265

Plewnia C, Reimold M, Najib A, Reischl G, Plontke SK, Gerloff C (2007): Moderate therapeutic efficacy of positron emission tomography-navigated repetitive transcranial magnetic stimulation for chronic tinnitus: a randomised, controlled pilot study. J Neurol Neurosurg Psychiatry 78: 152-156

Plontke, S (2005): Gestörtes Hören - Konservative Verfahren. Laryngorhinootologie 81: 1-36

Quaranta A, Assennato G, Sallustio V (1996): Epidemiology of hearing problems among adults in Italy. Scand Audiol 42: 9-13

Reisshauer A, Mathiske-Schmidt K, Kuchler I, Umland G, Klapp BF, Mazurek B.(2006): Funktionsstörungen der Halswirbelsäule bei Tinnitus. HNO 54: 125-131

Reynolds P, Garndner D, Lee R (2004): Tinnitus and psychological morbidity: a cross-sectional study to investigate psychological morbidity in tinnitus patients and its relationship with severity of symptoms and illness perceptions. Clin. Otolaryngol 29: 628–634

Rief W, Weise C, Kley N, Martin A (2005): Psychophysiologic treatment of chronic tinnitus: a randomized clinical trial. Psychosom Med 67: 833-838

Rybak LP (2005): Neurochemistry of the peripheral and central auditory system after ototoxic drug exposure: implications for tinnitus. Int Tinnitus J 11: 23-30

Salvi RJ, Wang J, Ding D (2000): Auditory plasticity and hyperactivity following cochlear damage. Hear Res 147: 261-274

Sanchez TG, Guerra GC, Lorenzi MC, Brandao AL, Bento RF (2002): The influence of voluntary muscle contractions upon the onset and modulation of tinnitus. Audiol Neurootol 7: 370-375

Schaaf H, Dölberg D, Seling B, Märtner M (2003): Komorbidität von Tinnituserkrankungen und psychiatrischen Störungen. Nervenarzt 74: 72-75

Schaaf H, Hesse G, Nelting M (2002): Die Zusammenarbeit im TRT-Team – Chancen und Klippen. HNO 50: 572-577

Schilter B, Jäger B, Heermann R, Lamprecht F. (2000): Medikamentöse und psychologische Therapien bei chronischem subjektivem Tinnitus. HNO 48: 589-597

Schmidt A, Lins U, Wetscher I, Welzl-Muller K, Weichbold V (2004): Counselling vs. Gruppentherapie bei chronischem Tinnitus - Ein retrospektiver Vergleich der Interventionseffizienz. HNO 52: 242-247

Shiraishi T, Sugimoto K, Kubo T, Matsunaga T, Nageishi Y, Simokochi M (1991) : Contingent negative variation enhancement in tinnitus patients. Am J Otolaryngol. 12(5):267-271

Shulman A, Goldstein B (1996): A final common pathway for tinnitus - implications for treatment. Int Tinnitus J. 2: 137-142

Shulman A, Strashun A (1999): Descending auditory system/cerebellum/tinnitus. Int Tinnitus J. 5: 92-106

Sigalovsky IS, Melcher JR, Levine RA (1999): Growth of fMRI activation with stimulus level in the inferior colliculi: implications for understanding tinnitus-related abnormalities. In: Hazell J (Hrsg.): Proceedings of the Sixth International Tinnitus Seminar, 317-322. London, Tinnitus and Hyperacusis Centre

Sindhusake D, Golding M, Wigney D, Newall P, Jakobsen K, Mitchell P (2004): Factors predicting severity of tinnitus: a population-based assessment. J Am Acad Audiol 15: 269-280

Sissons C (1996): Tinnitus questionnaire items for measures of severity, maskability, and intrusion/annoyance. Med. BSc-Schrift, University of Nottingham

Smits M, Kovacs S, de Ridder D, Peeters RR, van Hecke P, Sunaert S (2007): Lateralization of functional magnetic resonance imaging (fMRI) activation in the auditory pathway of patients with lateralized tinnitus. Neuroradiology 49: 669-679

Sohn W, Jörgenshaus W (2001): Schwerhörigkeit in Deutschland - Repräsentative Hörscreening-Untersuchung bei 2000 Probanden in 11 Allgemeinpraxen. Z Allg Med 77: 143-147

Spiegler M (2000): Neue Wege in der Therapie des chronischen Tinnitus. Grundzüge des therapeutischen Settings und Vorstellung der Tinnitus-Trance. Musiktherapeutische Umschau 21: 113-125

Stouffer JL, Tyler RS (1990): Characterization of tinnitus by tinnitus patients. J Speech Hear Disord 55: 439-453

Literaturverzeichnis

Streppel M, Walger M, von Wedel H, Gaber E (2006): Hörstörungen und Tinnitus. In: Gaber E, Ziese T (Hrsg.): Gesundheitsberichterstattung des Bundes, Bd. 29. 1. Aufl. Robert-Koch-Insitut, Berlin

Suga N, Xiao Z, Ma X, Ji W (2002): Plasticity and corticofugal modulation for hearing in adult animals. Neuron 36: 9–18

Svitak M, Rief W, Goebel G (2001): Kognitive Therapie des chronischen dekompensierten Tinnitus. Psychotherapeut 46: 317–325

Tucker DA, Phillips SL, Ruth RA, Clayton WA, Royster E, Todd AD (2005): The effect of silence on tinnitus perception. Otolaryngol Head Neck Surg 132: 20-24

Valentin I (2001): Audio-Kommunikation – Eine multimodale Musiktherapie in der stationären Tinnitusbehandlung. Musiktherapeutische Umschau, 22 : 362-374

Valentin I, Willwoll E (2004): Zwischenergebnisse der Wirksamkeitsprüfung für Tinnitus-Behandlung in Wuppertal „Audiokommunikation". [Online im Internet] URL: http://www.tinnare-tinnitusreha.de/dtl_projekt_bericht.htm [Stand 14.03.2006, 16:20]

Vernon J (1977): Attemps to relieve tinnitus. J Am Audiol Soc 2: 124-131

Vernon JA, Meikle MB (2000): Tinnitus masking, 313-356. In: Taylor RS (Hrsg.) Tinnitus Handbook. 1. Aufl. Singular Publishing Group, San Diego

Veuillet E, Khalfa S, Collet L (1999): Clinical relevance of medial efferent auditory pathways. Scand Audiol Suppl 51: 53-62

von Wedel H, von Wedel UC (2000): Eine Bestandsaufnahme zur Tinnitus-Retraining-Therapie. HNO 48: 887-901

Wager TD, Barrett LF (2004): From affect to control: Functional specialization of the insula in motivation and regulation. [Online im Internet] URL: http://www2.bc.edu/~barretli/pubs/2004/Wager_Edfest_submitted_copy.pdf [Stand: 21.08.2007, 14:28]

Wallhäusser-Franke E, Langner G (2005): Neuronale Mechanismen der Entstehung von Tinnitus. In: Rossmann T (Hrsg.): Bionik - Aktuelle Forschungsergebnisse in Natur-, Ingenieur- und Geisteswissenschaften. 1. Aufl. Springer, Heidelberg

Walmsley B, Berntson A, Leao RN, Fyffe RE (2006): Activity-dependent regulation of synaptic strength and neuronal excitability in central auditory pathways. J Physiol 572: 313-321

Walpurger V, Hebing-Lennartz G, Denecke H, Pietrowsky R (2003): Habituation deficit in auditory event-related potentials in tinnitus complainers. Hear Res 181: 57-64

Wang H, Tian J, Yin D, Jiang S, Yang W, Han D, Yao S, Shao M (2001): Regional glucose metabolic increases in left auditory cortex in tinnitus patients: a preliminary study with positron emission tomography. Chin Med J 114: 848-851

Weisz N, Wienbruch C, Dohrmann K, Elbert T (2005): Neuromagnetic indicators of auditory cortical reorganization of tinnitus. Brain 128: 2722-2731

Weisz, N (2004): Electromagnetic correlates of injury-induced auditory cortical plasticity: Implications for the development and maintenance of subjective tinnitus. Rer nat. Dissertation, Universität Konstanz

Wienbruch C, Paul I, Weisz N, Elbert T, Roberts LE (2006): Frequency organization of the 40-Hz auditory steady-state response in normal hearing and in tinnitus. Neuroimage 33: 180-194

Wilhelm T, Ruh S, Bock K, Lenarz T (1995): Standardisierung und Qualitätssicherung am Beispiel Tinnitus. Laryno-Rhino-Otol 74: 300 - 306

World Federation of Music Therapy (1996): Definition of music therapy [Online im Internet] URL: http://www.musictherapyworld.de/modules/wfmt/w_definition.htm [Stand: 16.06.2007, 9:42]

Zachriat C, Kroner-Herwig B (2004): Treating chronic tinnitus: comparison of cognitive-behavioural and habituation-based treatments. Cogn Behav Ther 33: 187-198

Zenner, HP (1998): Eine Systematik für Entstehungsmechanismen von Tinnitus. HNO 46: 699-71

Zigmond AS, Snaith RP (1983): The Hospital Anxiety And Depression Scale. Acta Psychiatr Scand 67: 361-370

Sachwortregister

absolute Reduktion..........65, 66, 136
Amygdala .. 15, 19, 21, 127, 139, 141
Anamnese..................42, 62, 79, 82
anatomischen..................16, 68, 179
anatomischer....................17, 18, 85
Ätiologie......................13, 41, 94
Audiogramm....................43, 93, 94
Aufmerksamkeit ... 19, 20, 30, 35, 38, 49, 52, 55, 62, 130, 131, 132, 139, 140, 141, 144, 146
Aufmerksamkeitsexperiment 68, 126, 139, 143, 144
AWMF .. 22, 26, 33, 77, 79, 122, 147
bildgebende Verfahren........... 17, 67
Biofeedback....................27, 57, 167
Bottom-Up Theorie..................... 14
chronisch-tonaler Tinnitus 3, 5, 6, 35, 37, 38, 40, 77, 135, 147
Coping....................27, 32, 37, 38
Counselling.....26, 27, 28, 30, 37, 40, 41, 62, 76, 77, 124, 125, 137, 138, 143, 170, 174
Cut-off-Wert................................ 89
d' (Effektstärke) ...28, 29, 30, 31, 33, 121, 122, 136, 137, 138
dekompensiert.............................. 25
Desensibilisierung 51, 52, 56, 57, 69, 124
Einschlusskriterien................. 73, 74
Entspannung ...16, 33, 39, 53, 54, 57, 58, 59, 63, 124, 125, 145, 166
Entspannungsverfahren 27, 32, 44, 53, 97

fMRT (siehe auch MRT) ..18, 19, 67, 71, 72, 84, 85, 92, 129, 130, 131, 132, 133, 139, 143, 144, 146
Frequenz 9, 11, 30, 31, 47, 48, 73, 96, 133
Gong...........................46, 47, 49, 62
Gyrus cinguli.... 19, 20, 39, 130, 131, 141, 143, 163, 164
Habituation 16, 24, 26, 27, 31, 37, 38, 175
HADS 80, 84, 91, 111, 119, 122, 143, 161, 162, 168
Hausaufgabe......................48, 51, 56
Heidelberger Modell...35, 37, 40, 42, 45, 65, 68, 71, 72, 77, 79, 135, 137, 148
Hörbahn.... 13, 14, 15, 16, 17, 19, 20, 21, 49, 62, 69, 128, 130, 139, 140, 143, 144, 145, 146
Hörgerät...............24, 28, 43, 97, 147
hörgesunde 14, 18, 19, 75
Hörminderung 23, 43, 50, 73, 80, 93, 96, 144, 145, 147
Hörtraining 42, 49, 60, 62
Hyperakusis.................32, 47, 73, 80
Insula...... 19, 21, 129, 130, 132, 133, 143, 144, 146, 148, 163
Klangqualität 11, 12, 30, 95
Klangtherapie 30, 166
Klassifikation 10, 12, 35
klinische Signifikanz ..66, 67, 87, 89, 91, 104, 106, 115
Kognitive Verhaltenstherapie ..27, 28

175

Komorbiditäten..... 10, 11, 43, 44, 62, 66, 68, 79, 83, 110, 118, 122, 143, 145, 147, 174

Kompakt 65, 105, 113, 117, 130, 131, 153, 154, 155, 157, 158, 159, 161, 162

Kompakttherapie .. 66, 68, 69, 71, 72, 74, 75, 77, 84, 100, 101, 104, 106, 109, 110, 111, 112, 113, 120, 121, 122, 125, 127, 130, 137

Kontrollgruppe 25, 28, 33, 65, 66, 71, 74, 75, 76, 77, 78, 85, 90, 91, 100, 101, 102, 104, 105, 106, 109, 121, 122, 125, 126, 130, 131, 136, 140, 142, 163, 164, 173

Kortex
auditorisch.. 13, 15, 19, 20, 23, 24, 39, 42, 45, 51, 62, 69, 127, 128, 129, 141, 143, 144, 146, 167

Krankheitsmodell 41, 62

Kurzzeittherapie – Leichte...... 66, 74, 104, 111

Lautstärke. 11, 14, 30, 42, 52, 54, 56, 72, 80, 82, 96, 123, 124, 137

limbischen System.... 15, 19, 59, 130, 131, 145, 146

Lokalisation 18, 21, 68, 127, 128, 129, 130, 133, 140, 164

Magnetresonanztomographie (siehe auch MRT / fMRT) 17, 18, 65, 68, 72

Medikament............................ 22

Meta-Analyse 27

Moderatorvariable 123

Module 41

morphologisch 17, 139

MRT (siehe auch fMRT) .. 17, 18, 72, 73, 75, 84, 85, 92, 127, 128, 139, 140, 143

musiktherapeutisches Entspannungstraining........ 53, 124

Neuroauditive Kortexprogrammierung. 49, 50, 62

neurophysiologisches Modell. 16, 17, 25

neurowissenschaftlich 41, 62, 67, 71, 72, 85, 135, 142, 143, 148

Noiser 24, 26, 27, 28, 97, 143, 145

objektiver Tinnitus 10, 12

Ohrgeräusche.... 9, 10, 11, 16, 18, 26, 31, 35, 38, 41, 46, 52, 62, 72, 95, 96, 139

Penetranz 35, 36, 81, 82, 104, 114, 154

PET 17, 18, 42, 165, 167, 171

Physiotherapie 22, 32, 98

Plastizität 14, 15

Prävalenz 9

psychometrisch 21, 23, 29, 42, 83

relative Reduktion ... 65, 66, 102, 113

reliable Veränderung .. 66, 67, 88, 90, 91, 104, 105, 115, 117

Resonanz 46, 47, 48, 62, 63

Resonanzübung 45, 46, 48, 49, 59, 60, 62, 124, 125, 143, 144

Retraining. 25, 27, 28, 29, 35, 37, 38, 97, 137, 138, 143, 167, 169, 171, 175

Schweregrad 12, 81, 89, 92, 136

SCL-90-R . 80, 83, 91, 110, 118, 119, 122, 123, 143, 159, 160, 167

Sinusgenerator 43, 47, 54, 56, 59, 62, 63, 96

somatische Beschwerden......... 44, 82

Standard....65, 84, 88, 105, 113, 117, 125, 130, 132, 153, 154, 155, 157, 158, 159, 161, 162

Standardtherapie ...66, 68, 69, 71, 72, 74, 75, 77, 85, 100, 101, 104, 106, 109, 112, 113, 120, 121, 122, 125, 127, 131, 137

Strukturiertes Tinnitus Interview. 35, 82

Teilprojekt 65, 67, 71, 72

Thalamus 15, 39

Therapieansätze ...22, 23, 28, 29, 137

Therapieevaluation 83, 139

Tinnitusäquivalent 42

Tinnitusbelastung .21, 25, 26, 35, 36, 48, 53, 65, 67, 72, 74, 100, 108, 112, 120, 132, 135

Tinnitusentstehung 13, 14, 15, 16, 26, 41, 62, 93

Tinnitus-Fragebogen...27, 30, 31, 35, 43, 65, 66, 67, 68, 73, 74, 79, 80, 81, 86, 87, 88, 100, 101, 102, 103, 107, 108, 112, 113, 114, 116, 121, 123, 124, 132, 155, 156, 168

Tinnitus-Landkarte.... 51, 52, 55, 56, 58, 59, 63, 142, 143, 145

Tinnitus-Retraining-Therapie .25, 28, 35, 97, 137, 138, 143, 169, 175

Tonhöhe... 11, 42, 47, 72, 80, 96, 123

tonotope Reorganisation 15

Tonotopie 13, 24, 42, 51, 62, 143

Top-Down Theorie 15

Triggerpunkt 48

Ursache .. 9, 10, 13, 17, 81, 93, 94, 98

VAS (Visuelle Analog Skala).52, 66, 67, 68, 79, 80, 82, 83, 108, 109, 117, 118, 122, 143, 157, 158

Wahrnehmung 15, 26, 35, 38, 52, 63, 140, 143, 146

Wirkfaktoren ..37, 38, 46, 49, 51, 53, 54, 59, 60, 62, 63, 65, 77, 141, 142, 143

Wohlfühlbild ..52, 55, 56, 57, 58, 59, 63, 124

Zielvariable 79

uni-edition

Außerdem erschienen bei uni-edition

Heidelberger Musiktherapiemanual Band 1

Thomas K. Hillecke

Chronischer, nicht maligner Schmerz

Berlin 2005

192 Seiten, Paperback

ISBN 978-3-937151-42-7

Preis 24,90 EUR

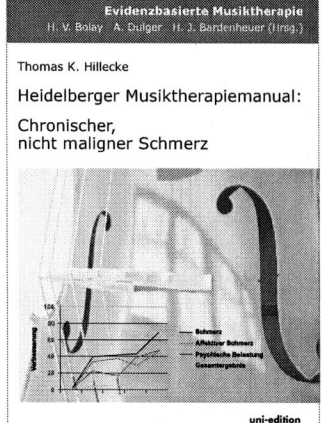

Die moderne Schmerztherapie führt häufig zum Erfolg, wenn sie von einem interdisziplinären Therapiekonzept ausgeht, deren Voraussetzung eine enge Zusammenarbeit von Organ- und Seelenmedizin ist.

In enger Zusammenarbeit mit über 100 Schmerzpatienten wurde ein musiktherapeutisches Behandlungskonzept entwickelt, das mit hoher klinischer Signifikanz zu spürbarer Schmerzreduzierung bis hin zur Schmerzauflösung führen kann.

Heidelberger Musiktherapiemanual Band 2

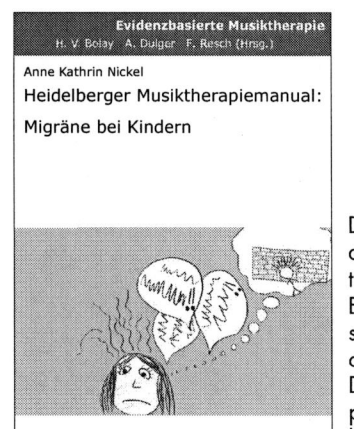

Anne Kathrin Nickel

Migräne bei Kindern

Berlin 2006

275 Seiten, Paperback

ISBN 978-3-937151-54-0

Preis 24,90 EUR

Die kindliche Migräne, als eine der belastendsten Formen des Kopfschmerzes, wird auch heute noch oft von den betroffenen Kindern und Jugendlichen verschwiegen, von den Erwachsenen nicht richtig ernst genommen und somit nicht selten als „Theater" zur Erklärung von Leistungseinbrüchen, d. h. schlechten Schulnoten, Unlust etc. ausgelegt.

Dies war ein Grund, warum die Heidelberger Forschergruppe sich vor einigen Jahren die Entwicklung und wissenschaftliche Überprüfung eines wirksamen Therapiekonzepts aus der Musiktherapie zum Ziel gesetzt haben.

Erfahren Sie mehr unter www.uni-edition.de und stöbern Sie in unserem Onlinebuchshop.

uni-edition

Außerdem erschienen bei uni-edition

Heidelberger Musiktherapiemanual Band 3

Alexander F. Wormit

Tumor-, Schmerz- und Nierenerkrankungen

Berlin 2008

135 Seiten, Paperback

ISBN 978-3-937151-71-7

Preis 19,90 EUR

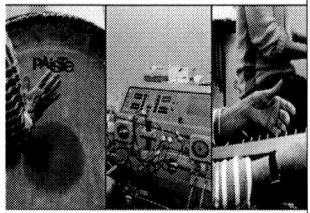

Eine chronische bzw. eine lebensbedrohliche Erkrankung hat auch psychische Auswirkungen für die Patienten. Im dritten Band der Reihe „Evidenzbasierte Musiktherapie" werden Behandlungsformen vorgestellt, die nachweislich die Betroffenen helfen, sich rascher und zufrieden stellender an die neuen, krankheitsbedingten Veränderungen anzupassen und diese in ihre veränderte Lebenssituation zu integrieren.

eLearning in Deutschland

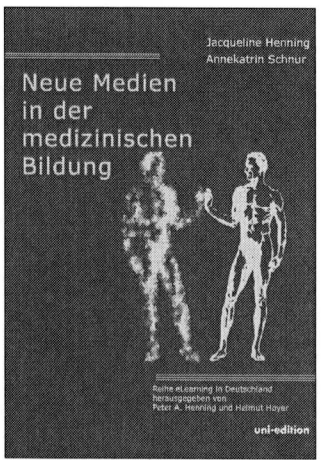

Jacqueline Henning und Annekatrin Schnur

Neue Medien in der medizinischen Bildung

Berlin 2009

162 Seiten, Paperback

ISBN 978-3-937151-81-6

Preis 24,90 EUR

In der Medizin werden neue Medien eingesetzt, um angehende Mediziner bei ihrer Ausbildung zu unterstützen und die Heilungschancen der Patienten zu vergrößern. Die Autorinnen stellen diese Medien vor und zeigen die Möglichkeiten für die Fort- und Weiterbildung von Ärzten, Apothekern und Pflegekräften auf.

Erfahren Sie mehr unter www.uni-edition.de und stöbern Sie in unserem Onlinebuchshop.